« RÉPONSES/SANTÉ »

Collection dirigée par Joëlle de Gravelaine

DU MÊME AUTEUR

Guide pratique du sexe
Éditions Dalleyrac, 1968 (épuisé).

Contraception-avortement
Éditions Rationalistes, 1969 (épuisé).

101 Conseils antinervosité
Hachette, « le Livre de poche », 1979.

101 Conseils du dermatologue
Hachette, « le Livre de poche », 1982.

Dermatologie
M A Éditions, « Collection médicale », 1983.

DOCTEUR MICHEL JOSSAY

avec la collaboration du Dr CONSTANCE CHAUVET

L'HERPÈS

ÉDITIONS ROBERT LAFFONT
PARIS

Nous remercions les éditions Bréal d'avoir autorisé
le docteur Michel Jossay
à utiliser un schéma extrait de Biologie cellulaire
de Madame le professeur Fain Morel,
ainsi que les laboratoires Delalande
qui lui ont permis de reproduire des illustrations
provenant de leur plaquette d'information,
La réponse immunitaire.

ISBN 2-221-01125-2

A mon père
qui a su me montrer la voie.

« Il n'est pas besoin d'espérer pour entreprendre ni de réussir pour persévérer. »

GUILLAUME D'ORANGE

INTRODUCTION

A la suite d'un article de la revue américaine *Time Magazine* un vent de panique a soufflé sur l'ensemble des États-Unis à tel point que tout devient suspect : du moindre verre d'eau aux salles de bains et toilettes des hôtels. Certains de ces établissements firent fortune en affichant : « Sanitaires indemnes de tout virus herpétique ».

Dans les petites annonces de journaux spécialisés dans les échanges de couples, le caractère « garanti sans herpès » des protagonistes se trouva maintes fois souligné.

Dans le courrier des lecteurs des grandes revues américaines nous avons pu relever de nombreuses perles dont nous vous livrons un bref aperçu qui témoigne de l'ensemble d'un état d'esprit.

Un lecteur de soixante-dix ans se réjouissait « de cette punition de Dieu envoyée à ces jeunes d'aujourd'hui qui sont particulièrement dévoyés en matière de sexualité ». Il rappelait, par la même occasion, que lui-même avait été jeune à une époque où régnait un certain puritanisme aux États-Unis et qu'il n'avait donc connu aucune révolution sexuelle, ce dont il avait beaucoup souffert en ce temps-là.

L'herpès génital était donc une juste punition du Ciel!

Un jeune homme faisait part d'une méthode infaillible de dépistage des jeunes femmes susceptibles de transmettre le virus : « A la fin du dîner, ou au moment d'un slow romantique, je prends le pouls de ma partenaire, je la regarde droit dans les yeux et je lui demande si elle est atteinte d'herpès. A ce moment, avant qu'elle commence à me répondre, si je constate que son pouls s'accélère, je suis pratiquement certain qu'elle va mentir et qu'elle est atteinte. Je la raccompagne chez elle et nous restons simplement bons amis. » Une telle naïveté prêterait à sourire si elle ne trahissait une véritable psychose!

Enfin le témoignage de cette jeune femme fit frémir l'Amérique profonde : « Pour me venger du salaud qui m'a refilé ce fichu virus, je n'hésite pas à coucher avec n'importe qui et je me réjouis de penser que cet homme marié, père de famille, va attraper mon herpès! »

Mais il ne s'agit pas que des États-Unis. A travers le monde, en particulier en France, on note un accroissement progressif du nombre d'individus touchés par la maladie herpétique et de l'inquiétude entretenue à ce sujet par les médias. Cette inquiétude est renforcée dans le public par la méconnaissance de la maladie et de ses possibilités de traitement. Réunir dans un livre toute l'information nécessaire devenait de plus en plus urgent, c'est ce que nous tentons de faire.

Actuellement le chiffre de patients atteints d'herpès, ou l'ayant été, est estimé à environ 5 millions dans notre pays dont 800 000 à 1 million souffrent ou souffriront d'une forme récidivante ou d'une forme grave.

Aux États-Unis, certaines statistiques avancées par des journalistes ont fait état de 50 à 150 millions de cas. Ces évaluations restent assez floues et d'interprétation délicate. Néanmoins nous constatons une progression nette de la maladie et ce phénomène est, en soi, bien plus préoccupant que n'importe quelle donnée chiffrée.

En France, heureusement, une peur collective analogue à celle qui sévit aux États-Unis ne se manifeste pas encore, mais cela n'empêche pas certains de semer le trouble dans les ménages, en prétendant diagnostiquer l'infection dans leur entourage; cela peut conduire le profane à commettre des erreurs monumentales et à confondre parfois l'herpès avec une autre affection dermatologique ou vénérienne. Depuis quelque temps par ailleurs, on conclut un peu hâtivement que l'herpès serait à l'origine du cancer du col de l'utérus.

Enfin, les alternatives thérapeutiques, encore limitées jusqu'à ces dernières années, se multiplient. L'encéphalite herpétique, forme exceptionnelle de la maladie, qui atteignait gravement le cerveau et entraînait un coma et la mort, est pratiquement maîtrisée maintenant par les nouveaux agents antiviraux.

L'herpès récidivant qui pose le problème d'un terrain favorable à la prolifération des virus – car tous les individus qui sont en contact ne sont pas nécessairement atteints – est amélioré grâce aux médicaments qui stimulent les défenses immunitaires développées dans notre organisme en réponse aux intrusions étrangères.

Notre but, dans cet ouvrage, est donc de dédramatiser les aspects diagnostiques et thérapeutiques sans pour autant mésestimer l'importance d'une affection qui retentit souvent douloureusement sur la vie quotidienne de certains patients.

1.

ÉPIDÉMIOLOGIE DE L'HERPÈS

Depuis le siècle dernier, comme toutes les sciences médicales, l'épidémiologie s'est considérablement développée pour ne plus se limiter à l'étude des épidémies mais s'étendre à l'évaluation de la fréquence et de la récurrence de toutes les maladies, quelle que soit leur cause. Le rôle de certains facteurs tels que le climat, le sexe, la race, etc., est ainsi mis en évidence dans la survenue d'une maladie. C'est toute la recherche médicale et en particulier dans le domaine de la prévention des affections, aussi bien le cancer que l'arthrose, l'hépatite ou la grippe, qui bénéficie de cette analyse.

En matière de pathologie infectieuse, on définit plusieurs circonstances d'éclosion d'une atteinte au sein d'une population donnée. Quand la maladie survient à intervalles irréguliers, sur des sujets isolés, sans liens apparents, on parle de cas sporadiques. Quand la maladie se développe constamment dans une même région, n'affectant qu'un petit nombre d'individus, il s'agit d'un stade endémique.

L'épidémie est une éventualité inhabituelle qui survient dans une période limitée et touche simultanément ou successivement plusieurs personnes.

Au stade suivant, la pandémie correspond à l'extension de l'épidémie au-delà des frontières à travers les différents pays et continents. Cette expansion est liée au développement des moyens de transport. De nos jours, quand une nouvelle souche de virus grippal apparaît en un point du globe, elle est rapidement disséminée à travers le monde. Dernièrement même, le choléra menaça l'Europe à partir des foyers italien et espagnol.

Dans un article américain [1], l'auteur constate que, vers les années 40 de son internat en médecine, il ne vit jamais un seul cas d'herpès génital et que, lors de ses quinze premières années de pratique médicale privée à Houston, il n'en vit que trois ou quatre chaque année. En 1979, alerté par la fréquence anormale de cette localisation de l'herpès, il évalua à 13,5 % le nombre de jeunes femmes célibataires, de sa clientèle personnelle, atteintes d'herpès génital et venant consulter seulement pour contraception (pilule ou stérilet). Cette progression était plutôt alarmante.

Alors, épidémie ou endémie? S'il s'agissait de la première, l'herpès devrait disparaître dans les années qui viennent. S'il s'agissait de la seconde, il n'y aurait pas d'augmentation constante du nombre de cas enregistrés par an, sans compter les cas méconnus.

Lorsque j'appris à une de mes patientes que « les boutons de fièvre » qu'elle présentait chaque mois au moment de ses règles n'étaient autres que des vésicules d'herpès, quel ne fut pas son trouble! Les lésions d'herpès considérées comme de petits « échauffements passagers », de « petits boutons sans importance » sont légions. Ce n'est que lorsque l'herpès touche la région génitale, hautement suspecte de maladie vénérienne, ou

---

1. Docteur Gardner, *American Journal of Obstetric and Gynecology,* n° 135, 1979.

lorsqu'il prend une localisation inesthétique (sur le visage en particulier) ou encore lorsqu'il se met à gêner la vie sociale par de nombreux désagréments, qu'il inquiète le patient. De plus, la poussée herpétique est souvent infectée par les multiples traitements intempestifs conseillés par les meilleures amies!

C'est pourquoi il est extrêmement difficile de connaître le nombre exact de Français atteints de cette maladie. Mais nous disposons heureusement de quelques travaux épidémiologiques et en particulier de ceux du Centre américain de contrôle des maladies infectieuses [1]. Entre 1976 et 1977 cet organisme a observé que 7 % des consultants des cliniques américaines pour maladies vénériennes étaient porteurs d'herpès et 20 à 45 % présentaient des atteintes gonococciques dont la déclaration est obligatoire aux États-Unis [2]. C'est ainsi qu'on évalua l'apparition d'un herpès génital pour celle de dix gonococcies. Grâce à ce ratio, étant donné les 2 700 000 cas annuels de gonococcies, on estima à environ 300 000 le nombre de nouveaux cas d'herpès génitaux, par an, aux États-Unis.

La même étude réalisée à Los Angeles, uniquement auprès des étudiants, montra un rapport gonococcies sur herpès inversé. D'où la conclusion peut-être discutable que dans les classes moyennes et supérieures de la population, d'où sont issus ces étudiants, la prévalence des infections à gonocoques est inférieure à celle des infections herpétiques. Il fallut rééquilibrer les chiffres pour parvenir à au moins 500 000 nouveaux cas

1. Centre national d'Atlanta qui dépend de la Food and Drug Administration et qui répertorie l'épidémiologie à travers tous les États.

2. Gonococcie ou plus vulgairement appelée : « chaude-pisse ».

d'herpès génitaux chaque année aux États-Unis. Ce qui est considérable.

Pour la population française, cela équivaudrait à 120 000 nouveaux cas tous les ans d'herpès génital, si les règles épidémiologiques sont applicables.

Les mêmes études furent pratiquées en Grande-Bretagne à partir de 1971, date à laquelle les médecins anglais commencèrent eux aussi à observer une progression rapide de la maladie. En 1971, on relevait en Angleterre 12 nouveaux cas par an pour 100 000 habitants (quel que soit le sexe). Ce chiffre doubla en 1976 pour atteindre le record de 28,8 nouveaux cas pour 100 000 habitants en 1978!

Pour nos confrères américains, l'âge moyen d'apparition de l'herpès génital se situerait autour de 22 ans pour les femmes et de 25 ans pour les hommes. Dans la ville d'Atlanta, la moitié des nouveaux cas surviennent chez des adolescents! Il existe, comme nous le verrons dans un prochain chapitre, deux types de virus Herpès responsables de l'infection herpétique. Encore très récemment, l'herpès génital était imputé au type I, mais d'après les dernières études américaines, le type II en serait à l'origine de près d'un tiers des cas. Ceci s'explique par l'extrême popularité des rapports bucco-génitaux, et donc la transmission aussi bien du type I que du type II, en particulier chez les adolescents.

En effet, l'étude de la répartition selon les groupes d'âge montre qu'un tiers de ceux qui sont âgés de 15 à 24 ans ont un herpès de type I au niveau de leurs lésions génitales, tandis que ce type ne se développe que dans 7 % du groupe d'âge supérieur à 25 ans. Ces statistiques nous révèlent clairement que, d'une part, il n'existe aucune discrimination entre les deux types de virus – le type I affectionnant aussi bien les régions génitales que le type II – et que, d'autre part, les Américains n'hésitent jamais à changer d'habitude mais le font toujours avec beaucoup trop d'enthousiasme ! Soulignons à ce propos qu'un même individu peut contaminer sa propre zone génitale à partir de lésions localisées au-dessus de la ceinture.

En France, en 1980, environ 10 % des hommes et 21 % des femmes consultant dans un centre de maladies sexuellement transmissibles [1] présentaient un herpès génital. Ces chiffres représentant le pourcentage d'infections herpétiques par rapport aux autres infections uro-génitales correspondent parfaitement à ma pratique médicale privée à Paris et soulignent l'importance prise par les infections à Clamydiae ou à mycoplasmes chez l'homme adulte, ainsi que celle du Candida albicans et du Trichomonas vaginalis chez la femme, tandis que le gonocoque est beaucoup moins fréquent dans notre pays qu'aux États-Unis.

Transmission et mesures préventives

Le virus Simplex herpétique ne se rencontre que chez l'être humain. Insensible au froid, très sensible à la chaleur, car il meurt à partir de 22 °C et de plus en plus vite au fur et à mesure que la température augmente, pour être tué en trente minutes à 56 °C. Tous les

1. Statistique de l'Institut Alfred-Fournier, Paris, collaborateur de l'Organisation mondiale de la santé : 77 cas d'herpès génital pour 761 hommes consultant et 21 cas pour 97 femmes consultant.

Contrairement aux femmes des autres pays, les Françaises consultent plus volontiers un médecin gynécologue pour leurs problèmes vénériens qu'un dermato-vénérologue.

désinfectants habituels et en particulier le savon le détruisent.

Quatre-vingt-dix à 99 % des individus ont subi une première contamination par le virus herpétique ou « primo-infection », qui souvent n'a pas eu de manifestation apparente, et cela sans le savoir. Les seuls témoins de cette première intrusion du virus sont constitués sous la forme d'anticorps sécrétés par les défenses immunitaires en réponse à l'intrus. Ces anticorps ne protègent cependant pas contre une nouvelle agression. Environ deux tiers des sujets ayant fait une primo-infection guérissent ainsi, tandis qu'un tiers d'entre eux feront des récidives ou récurrences par poussées.

Du fait de sa fragilité, le virus se transmet uniquement par contact rapproché, de muqueuse à muqueuse, par le biais de la moindre petite plaie cutanée. Sa multiplication au niveau d'une vésicule ne dure que pendant quarante-huit heures, cependant sa durée de vie peut se prolonger pendant quelques jours au cours desquels la transmission entre une mère et son enfant ou entre deux amants est possible. Comme je l'ai dit plus haut, la contamination chez le même individu par son propre virus d'une partie à une autre partie de son corps peut survenir. On peut, par exemple, infecter, à partir d'une vésicule située sur la lèvre, un œil en ayant humecté des lentilles de contact avec sa propre salive. C'est pourquoi il faut éviter d'embrasser quiconque ou d'avoir des rapports sexuels pendant les périodes de poussée herpétique. Le lavage soigneux des mains plusieurs fois par jour, *a fortiori* si l'on a touché ses propres lésions vésiculeuses avec ses doigts, est une mesure indispensable et efficace, quel que soit le savon employé.

Chez les Romains, l'empereur Tibère tenta d'enrayer

une épidémie d'herpès à Rome en interdisant les embrassades religieuses dans les temples au cours des cérémonies. Il lui fallut pour cela légiférer par l'intermédiaire du Sénat. L'histoire ne dit pas s'il réussit dans cette entreprise!

Un millilitre de sérosité d'une vésicule d'herpès contient jusqu'à 10 millions de particules virales et seulement quelques-unes d'entre elles suffisent à vous infecter!

En dehors des poussées, on n'est, heureusement, absolument pas contagieux et une vie sociale, sexuelle et sentimentale normale est possible. Lors d'une poussée, quelques précautions sont nécessaires, aussi bien pour soi-même que pour l'entourage proche, mais sans pour cela se considérer comme un intouchable, ce qui serait particulièrement démoralisant.

L'acte sexuel, certes, doit être évité pendant quelques jours, mais ceci n'interdit aucunement les manifestations intimes entre homme et femme comme les étreintes, les caresses, et toutes les ressources de l'art amoureux... Ceci permettra d'éviter le drame conjugal en cas de récidives et en attendant une amélioration de l'herpès!

En revanche, nous ne savons pas si le préservatif est un moyen de protection efficace contre l'infection, car le virus de l'herpès est, comme tous les virus, filtrant, ce qui lui permet de traverser les pores. Pour éviter ce passage, les pores du préservatif devraient avoir un diamètre inférieur à 0,22 millimicron, ce qui est tout à fait hypothétique. Au moment des poussées, l'utilisation du préservatif ne semble pas être une bonne méthode d'autant plus qu'on ne le met pas assez tôt, qu'il laisse échapper des sécrétions et qu'il existe souvent chez l'homme des lésions virulentes non recouvertes par le préservatif. En fait, aucune étude sérieuse n'existe à ce propos, mais j'ai observé dans ma clientèle des hommes ayant utilisé cette technique et ayant cependant contracté un herpès génital. En revanche, ceci n'enlève rien au fait que les qualités tactiles des préservatifs se sont énormément améliorées ces dernières années et que ceux-ci restent la meilleure protection contre les maladies vénériennes.

2.

LE TERRAIN HERPÉTIQUE

Tout individu atteint d'herpès a sûrement eu l'occasion de constater que non seulement sa maladie évoluait au cours de sa vie, mais aussi que les poussées elles-mêmes prenaient des aspects différents selon les circonstances. C'est une lapalissade que de faire observer qu'en ce qui concerne notre santé, nous ne sommes pas tous égaux et en particulier devant certaines affections virales.

Au sein de toutes les collectivités et, par exemple, dans une entreprise, il est banal de voir fréquemment survenir des épidémies causées par des virus, tels que celui de la grippe ou ceux qu'on dit provoquer des « fausses grippes ». Certains sujets sont frappés rapidement, d'autres résistent longtemps et parfois ne succombent jamais à la contagion. De plus, quand on connaît bien depuis de longues années cette communauté, on s'aperçoit que les mêmes personnes sont toujours plus sensibles aux viroses alors que d'autres sont toujours plus résistantes. Dans un même groupe familial ou professionnel, on observe aussi que les plus fragiles sont ceux qui présentent brutalement une baisse de l'état général à la suite d'un problème non médical mais affectif, comme le décès d'un proche ou une grave déception sentimentale.

Toutes ces remarques que tout un chacun a certainement faites un jour ou l'autre, sans être un épidémiologiste éminent, nous amènent tout naturellement à évoquer la notion de terrain. Ce dernier peut être d'origine familiale mais aussi d'origine ethnique ou au contraire être le fruit de notre propre acquisition au cours de notre existence. Il n'est pas nécessaire, à l'heure actuelle, de démontrer qu'il existe des familles d'allergiques. Les recherches en sont au stade où l'on va probablement bientôt mettre en évidence le ou les chromosomes responsables de la transmission héréditaire de l'allergie comme cela a déjà été fait pour d'autres atteintes telles que certains rhumatismes ou cette maladie de peau qu'est le psoriasis.

Dans nos pays, des éruptions virales comme la rougeole ou la rubéole sont encore trop souvent considérées comme un mal nécessaire, une sorte d'initiation à la vie. Un revirement semble néanmoins s'opérer, étant donné l'absentéisme que ces maladies engendrent chez l'enfant à l'école et chez sa mère au travail. En général, en France, tout se passe très bien, sans complication. En revanche, chez les Anglo-Saxons (en Grande-Bretagne comme aux États-Unis chez les WASP : White Anglo-Saxon Population), ce sont des fléaux qui peuvent être particulièrement meurtriers. La rougeole peut en effet se compliquer chez les enfants et les adolescents d'une pneumonie ou d'une méningite et laisser parfois des séquelles redoutables. C'est pourquoi dans ces pays, la découverte et la réalisation d'un vaccin contre la rougeole ont été capitales. En Afrique, cette maladie est encore plus grave et entraîne une mortalité infantile élevée, en particulier chez les moins de deux ans. Il s'agit alors d'un terrain sensible aux virus au niveau d'une population entière.

On comprend donc pourquoi l'herpès est si préoccupant en Amérique du Nord avec la fragilisation globale des habitants à l'égard de toutes les viroses.

Mais un terrain n'est pas seulement héréditaire. Il s'acquiert, et nombreux sont les exemples quotidiens dont nous disposons. En voici quelques-uns : en fumant tous les jours deux paquets de cigarettes, et ceci pendant plusieurs années, ne vous étonnez pas si vous êtes devenu plus sensible aux affections respiratoires répétées, traînantes et de plus en plus difficiles à soigner, même avec des antibiotiques. Avec le tabac, vous avez constitué peu à peu une sensibilité bronchique que vous ne possédiez, bien évidemment, pas à la naissance. Encore un autre exemple : vous mesurez environ un mètre soixante, vous pesez soixante kilos et vous vous trouvez un peu trop forte. Vous allez alors suivre les conseils diététiques d'un magazine spécialisé, voire même avaler des coupe-faim et des diurétiques pour perdre ces quelques fatidiques kilos superflus qui rendraient heureux tout amateur des œuvres de Rubens : les résultats ne se feront pas attendre longtemps, hélas, ils sont nombreux! Ainsi vous allez non seulement voir survenir des crises de tétanie par manque de calcium et de magnésium, mais aussi vos crises d'herpès vont reprendre. Enfin, comble de malchance, votre petit ami, qui n'avait jamais osé vous avouer qu'il préférait les formes arrondies, va vous quitter.

Un dernier exemple : vous prenez la pilule, à cause d'une acné rebelle votre médecin vous prescrit un antibiotique, une tétracycline, très efficace sur certaines poussées acnéiques. Par malheur, vous apprenez, entre-temps, votre licenciement et devenez chômeuse. Quelques jours après, vous commencez à ressentir les symptômes cuisants d'un début d'infection génitale à

Candida albicans. Ce champignon se trouve habituellement dans les voies génitales de la femme mais, au cours de certaines circonstances favorisantes, il peut se mettre à « flamber » littéralement. Ne craignez surtout rien car cette maladie n'est pas grave et votre médecin va vous donner de quoi guérir rapidement. Vous aurez cependant définitivement acquis un terrain favorable au développement de ce parasite.

Nous pourrions multiplier ces exemples à l'infini car nous avons tous des amis ou des parents, autour de nous, qui souffrent de ce type de troubles. En pratique médicale, nous cherchons tout particulièrement à déterminer le terrain favorisant sur lequel surviennent les maladies qui amènent les patients à nous consulter.

C'est pourquoi nous déplorons que cette notion semble souvent ignorée actuellement par la médecine universitaire et ceci d'autant plus qu'elle a été un peu trop superbement récupérée par les médecines dites « parallèles ». Ces temps derniers, parmi les multiples articles consacrés à l'herpès et les nombreux propos des spécialistes sur les ondes et à la télévision, nous n'avons, aucune fois, relevé l'évocation de ce concept de terrain individuel favorisant l'éclosion de la maladie herpétique.

Nous connaissons parfaitement les caractéristiques des deux virus de types I et II ainsi que les difficultés que nous devons être en mesure de déjouer pour attaquer le mal situé à l'intérieur même de la cellule. Ces exercices sont encore plus complexes lorsqu'il s'agit de la phase de latence de l'infection, quand les virus sont nichés dans les ganglions rachidiens entre chaque poussée. Cependant l'acteur principal est souvent oublié : l'être humain qui héberge ce parasite parfois pendant toute sa vie. Une réaction venant de la part de l'organisme tout entier, aussi bien au niveau physique que psychique, peut donc permettre « d'empoisonner » efficacement la vie du pique-assiette qu'il aurait dû supporter en silence.

Pour espérer non pas guérir totalement, mais rendre les récidives de moins en moins fréquentes, il faut arriver à comprendre à quels moments et à quels endroits le terrain fait défaut, la défense de l'individu est vaincue par l'herpès. Cela est à la portée non seulement du médecin spécialisé, mais de tout généraliste qui connaît bien ses patients. Tout praticien est capable de conduire correctement l'enquête suivante qui se déroule en cinq grandes étapes :

– l'étude de l'immunité et de ses déficits;

– la recherche d'une atopie;

– la recherche des états d'inhibition de la glande surrénale;

– la recherche minutieuse de différentes carences de plus en plus fréquentes dans nos civilisations;

– l'étude du mode de vie.

Ainsi nous verrons parfois, du fait de notre type de société, des patients qui cumulent plusieurs conditions favorables au développement de l'herpès et aussi à des récidives de l'affection. Quels que soient les traitements adoptés pour améliorer ces troubles, il faut souligner la nécessité d'y associer des médicaments ayant une activité antivirale.

L'immunité et ses déficits

Les armes dont nous disposons naturellement pour nous défendre contre le virus de l'herpès se répartissent en quatre lignes de défense principales :

– les lymphocytes T et l'immunité cellulaire;
– les lymphocytes B, l'immunité humorale et les anticorps;
– les polynucléaires et les macrophages;
– le système du complément.

Chacun de ces bataillons peut voir ses forces s'affaiblir soit au cours de la vie, soit d'une façon congénitale, qui ne s'exprime parfois que tard dans le développement (éventuellement à l'âge adulte).

Les anticorps de l'immunité humorale sont sécrétés par les lymphocytes B. Ils attaquent les virus avant leur entrée dans la cellule par une méthode de neutralisation plus ou moins efficace. Toute maladie herpétique avec crises répétées nécessite de faire pratiquer le dosage des immunoglobulines des classes G, M, D, A et E. Nous verrons plus loin la place tenue par les IgE dans le phénomène de l'atopie et de l'allergie. Cette analyse peut être réalisée aisément dans les laboratoires de ville par la technique d'immuno-électrophorèse. Les déficits en anticorps s'observent chez certains enfants gravement atteints, mais aussi, plus légèrement, chez des adultes sujets à des infections à répétition comme des angines, des sinusites, des bronchites, des diarrhées chroniques, des furoncles... Ceux-ci sont, plus souvent que d'autres, sujets à des poussées d'herpès. Pour eux, il ne faut pas hésiter à prescrire des injections de gammaglobulines non spécifiques ou d'immunoglobulines herpès-zona-varicelle. Les résultats de ces traitements sont variables mais rien n'empêche de tenter le coup.

L'immunité cellulaire paraît, en revanche, tenir une place essentielle dans la lutte contre le virus herpétique sous la dépendance des lymphocytes T dont les techniques d'exploration sont trop complexes pour des laboratoires non spécialisés. Cependant on peut tester leur efficacité avec des cutiréactions à la tuberculine ou des intradermoréactions à d'autres antigènes microbiens, enfin avec un test appelé « test de transformation des lymphoblastes ». Ce dernier met en présence les cellules précurseurs des lymphocytes (lymphoblastes) avec des stimulants de leur maturation en cellules adultes effectrices et juge cette capacité de transformation. Chez l'enfant, dès la naissance, un déficit en immunité cellulaire peut se traduire par des maladies graves telles que le syndrome de Di George associant infections virales multiples, qui mettent en jeu le pronostic vital, et hypocalcémie. Chez l'adulte, il s'agit essentiellement d'individus présentant des affections à répétition comme l'herpès récurrent. Comme dans les déficits de l'immunité humorale, on peut stimuler l'immunité cellulaire avec des produits tels que : le tétramisole, l'isoprinosine, le B.C.G., le Corynebacterium parvum, le vaccin antipoliomyélitique, le vaccin antivariolique... Les succès obtenus ne sont pas négligeables et permettent d'espacer, voire supprimer, les récurrences chez un certain nombre de patients.

Enfin des cas plus complexes de déficits mixtes peuvent se rencontrer. Leur gravité est très variable et va du syndrome très sévère de Wiskot-Aldrich de l'enfant aux formes mineures des adultes d'autant plus difficiles à dépister et traiter.

Les déficits du système du complément sont mis en évidence grâce à une analyse de sang particulière. Leur traitement est assez délicat et fait appel soit aux corticoïdes, ce qui peut paraître paradoxal pour une maladie virale, soit à des substances agissant sur certains composants de la coagulation [1].

1. Acide tranexamique ou acide aminocaproïque.

L'étude de l'activité des polynucléaires (ou chimiotactisme) et des macrophages est encore balbutiante. On peut néanmoins envisager leur stimulation avec les mêmes produits que ceux utilisés dans les déficits de l'immunité cellulaire. Une autre méthode très ancienne, appelée « auto-hémothérapie », peut être tentée. Le professeur Turiaf l'employait systématiquement chez tous les allergiques et avec succès sans qu'aucune explication ne soit encore intervenue. Cette technique consiste à prendre une certaine quantité de sang veineux au bras du patient (de 10 à 40 cm^3) et de la réinjecter immédiatement dans la fesse. On obtiendrait ainsi une stimulation des polynucléaires et des macrophages, sans risque de complication secondaire. Les résultats sont valables dans certaines furonculoses chroniques associées à l'existence d'un gîte microbien qui essaime à distance.

A l'heure actuelle, on est confronté à une grande question. Le nombre des déficits immunitaires acquis augmente de façon considérable : l'immunité de la population s'affaiblit-elle? Si oui, pourquoi?

L'utilisation abusive des antibiotiques a largement été mise en cause, avec son influence favorisante sur la sélection de groupes de bactéries mutantes qui deviennent résistantes aux traitements. De même les corticoïdes dépriment l'immunité et ne doivent pas être prescrits pour un oui ou pour un non. Par ailleurs, on ne sait pas si l'acquisition d'une dépression immunitaire peut se traduire au niveau du patrimoine génétique et se transmettre de façon héréditaire.

La masse des substances médicamenteuses introduites en médecine vétérinaire est considérable. Elle ne semble pas devoir être anodine vis-à-vis de nos défenses naturelles. La pollution des grandes villes, elle aussi, ne cesse de provoquer des stimulations *a minima* de nos réactions immunitaires qui sont souvent débordées tout comme elles le sont par les tensions quotidiennes auxquelles nous sommes soumis. Nous n'avons pas encore de preuves formelles de la culpabilité du stress dans l'effondrement de notre immunité. Cependant nous sommes désarmés face à un tel problème, même s'il ne semble pas à première vue très scientifique.

Les pédiatres ont, eux, démontré qu'il existait une maladie d'adaptation des enfants à la vie moderne et aux problèmes familiaux sur laquelle une amélioration pouvait intervenir progressivement, sans que l'on puisse l'imputer à la maturation du système immunitaire, d'une part, ou à la stabilisation psychoaffective de ces enfants, d'autre part. Nous nous trouvons là devant un domaine passionnant de la médecine encore presque vierge et ignoré de la plupart des médecins hospitaliers jusqu'à ces dernières années.

Les états d'inhibition des glandes surrénales

Ces états sont assez voisins de ceux qui ont été décrits précédemment. Les maladies de ce système de sécrétion hormonale sont très rares tant dans l'exacerbation de leur fonctionnement que dans sa réduction. Une insuffisance surrénale entraîne une susceptibilité aux infections bactériennes et virales. Nous rencontrons fréquemment dans notre pratique médicale des patients qui présentent une discrète hypotension, une fatigue chronique gênante, des affections O.R.L. à répétition et qui possèdent des taux d'hormones surrénaliennes à la limite de la normale. Bien entendu, ces patients ne sont pas atteints d'insuffisance surrénale véritable et ne sont donc pas à traiter d'urgence. Parfois leurs rechutes herpétiques et leur état général s'améliorent grâce à des injections intramusculaires d'extraits cortico-surrénaliens.

Les carences

Cette notion est fondamentale. En effet, il est fréquent de rencontrer des gens carencés, mais on voit leur état, une fois traité, s'améliorer rapidement. Tous les déséquilibres en sels minéraux et autres éléments peuvent, ensemble ou séparément, abaisser les défenses immunitaires et entretenir un terrain favorable aux rechutes herpétiques. La simple correction des manques, une fois ceux-ci définis, permet dans certains cas d'obtenir une amélioration rapide et une raréfaction des crises.

Le déficit en magnésium est de loin le plus fréquent. Le dosage [1] de cet élément devrait être systématique chez les herpétiques. Un résultat normal ne signifie pas nécessairement qu'il n'existe pas de déficit à l'intérieur même des tissus et des cellules dont la teneur en magnésium est difficile à évaluer. Les symptômes qui témoignent de cet état sont :

– *généraux :* fatigue matinale, douleurs diverses (maux de tête, de dos, etc.), vertiges, évanouissements, perte de l'appétit;

1. Dans le plasma : 18 à 22 mg/l ou 0,8 à 0,9 mmol/l; dans les globules rouges : 50 à 62 mg/l ou 2,3 à 2,6 mmol/l.

– *fonctionnels :* oppression thoracique, difficulté à respirer, colite spasmodique, douleurs dans la région du cœur, « boule dans la gorge », constipation, chute de cheveux, fragilité des ongles, mauvais fonctionnement de la vésicule biliaire ;

– *neuromusculaires :* contractures, crampes musculaires, sensation d'engourdissement des doigts, crise de tétanie ;

– *psychiques :* anxiété, hyperémotivité, insomnie, troubles divers de l'humeur, apathie, fatigue matinale.

Ces déficits sont de plus en plus souvent observés. Ils proviennent d'une accélération des pertes en magnésium par les voies urinaires ou sudorales au cours des situations de stress, des surmenages physiques et intellectuels, de la grossesse, et d'autre part des carences des apports alimentaires, voire de l'appauvrissement des aliments.

Le traitement est simple puisqu'il consiste à prendre du magnésium à des doses suffisantes. Il faut se méfier de certaines catégories de produits qui ont, en fait, une faible teneur en cet élément et se renseigner auprès de son pharmacien ou de son médecin : 200 mg par jour de magnésium élément, c'est-à-dire 2 à 3 grammes de sels de magnésium, sont nécessaires pour assurer l'équilibre organique. Il faut à tout jamais bannir calcium et phosphore en association au magnésium sous peine de formation de sels insolubles. En revanche, on peut les utiliser en alternance. Enfin, l'association du magnésium aux vitamines B_6 et D permet d'obtenir une meilleure fixation dans les cellules.

TENEUR EN MAGNÉSIUM DE QUELQUES ALIMENTS

(pour 100 g)

moins de 25 mg	*de 25 à 100 mg*	*plus de 100 mg*
viandes poissons œufs lait, beurre légumes fruits	coquillages crustacés poissons gras épinards haricots verts farine blanche fromages durs fruits secs sucres, bananes	haricots secs pois cassés crevettes bigorneaux palourdes escargots son et céréales entières oléagineux, cacao

Le déficit en calcium s'observe plus rarement. Ses symptômes sont identiques à ceux du déficit en magnésium et même parfois plus impressionnants pour le malade et son entourage, avec des crises de tétanie fréquentes. Un mauvais fonctionnement est toujours retrouvé au niveau des glandes parathyroïdes qui sont situées à côté de la thyroïde mais qui n'ont pas la même fonction hormonale. Le dosage du calcium total et ionisé révèle des chiffres assez bas. Le traitement associant calcium et vitamine D améliore très vite les patients.

Les carences en zinc sont de découverte récente aux États-Unis. Ces anomalies sont surtout rencontrées en gastro-entérologie lors des alimentations prolongées par perfusions chez des opérés. Surviennent alors des diarrhées profuses et des lésions cutanées telles que chute des cheveux, dermatose autour de l'anus et de la bouche. Tous ces signes disparaissent avec un apport dans les perfusions.

Les cirrhoses du foie s'accompagnent elles aussi d'un déficit en cet élément. Le zinc est par ailleurs nécessaire pour une cicatrisation correcte des plaies et des brûlures. Il pourrait aussi jouer un rôle dans le traitement de certaines acnés et dans une maladie du cuir chevelu qu'on appelle « moniléthrix ». Enfin, pour des Suédois, le terrain herpétique serait entretenu par l'existence d'une carence en cet ion et la survenue des récidives serait réduite par la prise de sels de zinc. Actuellement il n'existe aucune forme médicamenteuse acceptable disponible en pharmacie dans notre pays.

Le déficit en fer est très fréquent au cours de l'herpès et malheureusement peu recherché par les médecins. Le dosage est très simple et doit toujours être associé à la détermination du coefficient de saturation de la sidérophiline. En effet, une carence en fer avec coefficient de saturation élevé contre-indique la prise de fer et l'on doit évoquer un autre type de pathologie. En revanche, devant une vraie insuffisance martiale, on doit toujours rechercher sa cause, quel que soit le sexe : recherche d'un saignement d'origine digestive (ulcère de l'estomac, hémorroïdes, polypes intestinaux, certaines parasitoses intestinales, etc.); chez la femme : enquête gynécologique soigneuse (fibrome, saignements dits « fonctionnels », règles abondantes, etc.). Mais dans un très grand nombre de cas, il n'existe aucune atteinte organique et il faudra traiter par des sels de fer de façon prolongée, en évitant tout de même les contrôles sanguins trop rapprochés. L'herpès s'améliore le plus souvent dès stabilisation à la normale du taux de fer sérique.

L'atopie

Un grand nombre d'études statistiques portant sur les herpétiques ont montré la fréquence de l'état atopique chez la plupart d'entre eux.

L'atopie constitue une forme particulière d'allergie très fréquente dans notre population et encore plus chez les Anglo-Saxons (États-Unis, Grande-Bretagne, Australie, Afrique du Sud, etc.).

Les sujets atopiques le sont souvent de père à fils ou de mère à fille. Les manifestations de l'atopie s'observent lorsqu'un certain type de particule étrangère ou antigène pénètre dans l'organisme. Ces intrus sont essentiellement inhalables comme les pollens de graminées ou d'arbres, les poussières de maison, de minuscules insectes appelés « dermatophagoïdes pteronyssimus », les plumes, les poils de chien ou de chat... Ils sont alors captés par des cellules appelées « mastocytes » à l'intérieur de la circulation sanguine et « basophiles » à l'intérieur des tissus. Celles-ci sont recouvertes d'immunoglobulines (anticorps) de la classe des IgE. Lorsque la liaison antigène-anticorps a lieu, les basophiles et les mastocytes éclatent en libérant certaines substances telles que l'histamine, qui sont à l'origine de crises d'asthme, rhumes des foins, trachéites, conjonctivites, migraines, urticaire, poussées d'eczéma constitutionnel [1]...

Ces atopiques présentent un terrain allergique très particulier sur lequel certains traitements sont efficaces. C'est une déficience en IgA au moment de la naissance

1. Eczéma constitutionnel : survient en dehors du contact avec un produit allergisant qui pourrait être contenu dans un shampooing, une lotion, une lessive, apparaît dès l'âge de 3 mois après la naissance. Il peut laisser la place à un asthme par la suite.

qui est à l'origine de ces troubles immunitaires. Les IgA sont spécialisées dans la défense de nos muqueuses digestives et respiratoires contre l'hostilité de notre environnement. Cette carence entraîne par réaction une fabrication excessivement anormale d'immunoglobulines E par le nouveau-né. Cette dernière classe d'anticorps est particulièrement friande des contacts avec les substances allergisantes qui aboutissent à la sensibilisation des enfants et des adultes.

En plus de ces anomalies concernant l'immunité humorale, certains atopiques ont des perturbations au niveau de leur immunité cellulaire et ceci favorise la survenue d'un eczéma, par exemple. Ces patients présentent souvent des maladies de peau au contact des métaux, ou leur peau est particulièrement sèche, ils présentent une sensibilité aux infections cutanées par le staphylocoque ou le streptocoque (impétigo), un risque de varicelle grave, une propension aux verrues au niveau des mains et aux molluscum contagiosum (petites tumeurs bénignes d'origine virale très contagieuses).

Chez les atopiques, la primo-infection herpétique peut revêtir un aspect plus grave. On l'appelle alors « pustulose varioliforme de Kaposi-Juliusberg ». Avant l'apparition des antiviraux efficaces, cette affection tuait jusqu'à 50 % des enfants atteints.

Du fait de ces anomalies de leur système immunitaire, ces sujets présentent donc des états de récidives herpétiques extrêmement fréquentes. Ces perturbations peuvent cependant être très discrètes et leur dépistage est encore plus délicat. On peut demander le dosage des immunoglobulines E par la méthode du R.I.S.T.

Comment soigner une atopie? Lorsqu'il existe une allergie manifeste comme un asthme aux pollens de graminées, la méthode de désensibilisation est utile. Elle consiste à injecter d'infimes doses d'extraits de pollen à des concentrations progressivement croissantes poussant les cellules (lymphocytes B, plasmocytes) responsables de la synthèse des immunoglobulines G à prendre la place de celles fabriquant des immunoglobulines E. Ceci interdira la libération d'histamine dans la circulation sanguine et par conséquent l'apparition de symptômes tels que ceux observés au cours d'une crise d'asthme.

L'atopie devrait donc être recherchée systématiquement chez tous les herpétiques récidivants.

Hygiène de vie et psychisme

Nous allons consacrer le chapitre suivant à ce sujet et prouver par de nombreuses anecdotes l'importance de ces facteurs déclenchants dans les récidives de la crise herpétique.

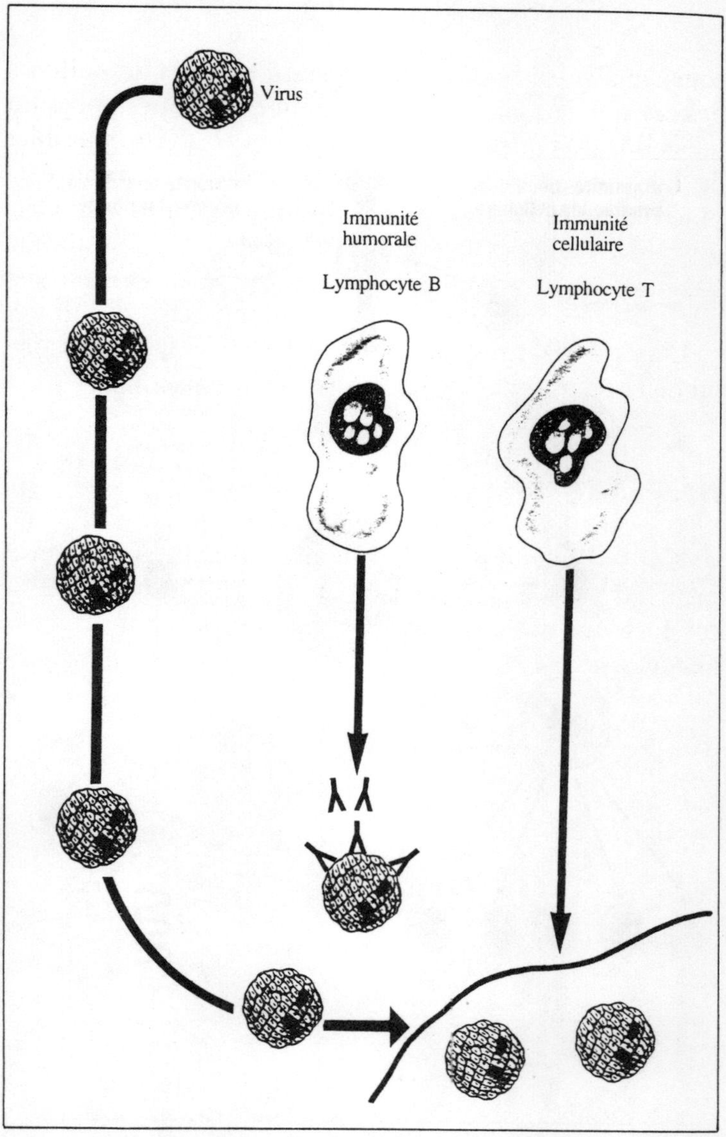

Rôle de la réponse immunitaire dans la lutte antivirale.

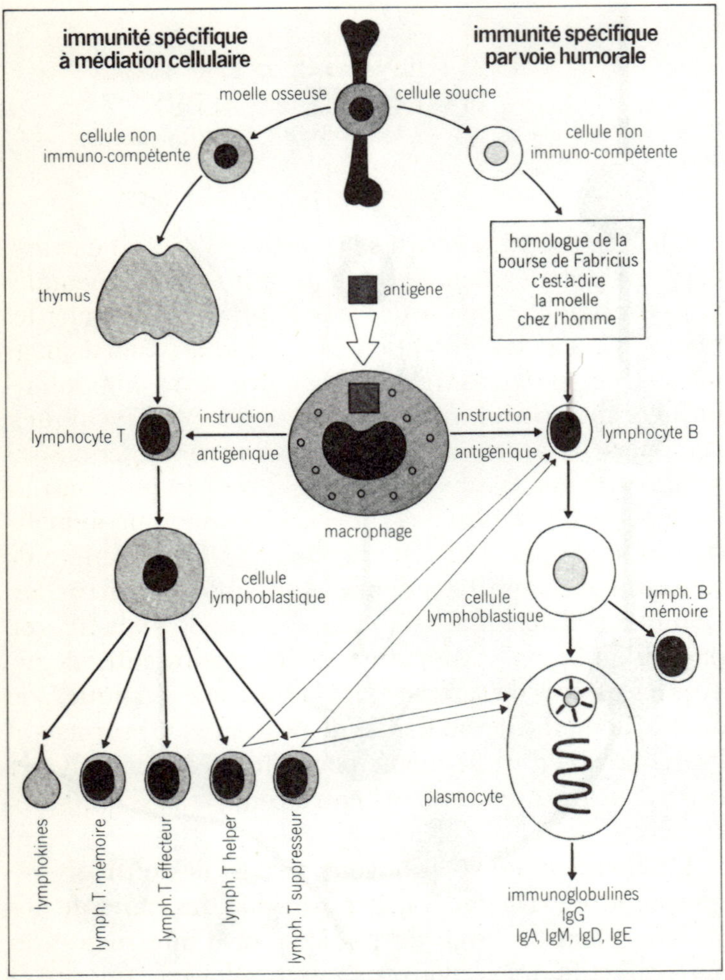

Schéma simplifié des moyens de défense immunitaire.

3.

HYGIÈNE DE VIE, PSYCHISME ET HERPÈS

Chaque individu gère à sa façon son « capital de vie ». C'est en premier lieu une des inégalités fondamentales de la condition humaine dont il est difficile de déceler les causes et de les modifier. Le moindre surmenage intellectuel ou physique, le moindre choc émotionnel influencent les réactions tant physiques que psychiques. La médecine psychosomatique a maintenant des assises codifiées. Nous savons qu'il est délicat de faire la part de la réponse organique et de la réponse fonctionnelle conditionnée par notre intelligence et notre manière de concevoir et d'appréhender les situations conflictuelles. Comment déterminer la genèse d'une maladie, en particulier dans le domaine de la gastro-entérologie, avec les ulcères d'estomac et les colites spasmodiques, ou dans le domaine des maladies de peau avec le psoriasis et l'eczéma? Il en va de même pour l'herpès. On peut très nettement trouver des liens entre conflits psychiques et rechutes.

En clientèle, nous éprouvons parfois des difficultés à comprendre exactement la signification des crises de nos patients, mais à force de patience et d'interrogatoires non directifs nous pouvons tenter de les amener à formuler ce qui était enfoui ou refoulé et les aider à maîtriser ou atténuer leurs malaises.

C'est ainsi que nous avons observé le cas d'une jeune patiente qui développait des crises de plus en plus fréquentes et sans qu'on puisse distinguer un facteur particulier déclenchant tel que le soleil ou le contact avec un herpétique. En apparence, tout allait très bien. Cette jolie blonde aux yeux bleus réussissait brillamment dans ses études et allait bientôt épouser un garçon avec lequel il n'y avait jamais le moindre accrochage, au contraire. Cette jeune fille était réellement désespérée de se voir périodiquement défigurée et nous étions loin de penser qu'en fait elle déclenchait inconsciemment cet aspect repoussant pour éloigner un fiancé dont elle ne voulait pas partager la vie. Devant la quasi-constance de survenue des crises avant chaque rencontre avec ce dernier, il nous a fallu conclure que le problème venait de ces rendez-vous et qu'en espaçant ceux-ci les crises suivraient sans doute le même mouvement. L'herpès constituait ainsi un mécanisme de défense particulier à l'égard de ce mariage qu'elle ne désirait pas et dont les préparatifs la paniquaient.

Ce cas de figure qui permet au patient de tirer un « bénéfice secondaire » de l'existence de sa maladie et du déclenchement des crises est peu fréquent. En effet, le plus souvent il s'agit d'un mécanisme d'autopunition.

Pour certains sujets, leur virilité ou leur féminité se trouve comme « sidérée » en période de récurrence et ceux-ci deviennent petit à petit de véritables esclaves de leurs virus. Les crises surviennent en particulier dès qu'il existe une relation extra-conjugale. On retrouve les mêmes notions d'autopunition, d'angoisse et de remords que dans les maladies vénériennes. L'émotion de l'individu est toujours beaucoup plus forte lorsqu'il découvre un herpès génital pour la première fois plutôt qu'un herpès labial.

A cette émotion, peut s'ajouter l'apparition d'un ressentiment à l'égard du transmetteur quand le malade peut l'identifier. Il peut même ressentir une haine violente.

Tous ces processus peuvent être atténués si l'on connaît bien les mécanismes de l'infection virale.

Lorsqu'on sait que Freud, atteint d'une colite spasmodique, avait surnommé son intestin « Conrad » et discutait avec lui lorsqu'il avait une crise, on peut imaginer la même approche pour se débarrasser de son herpès! Hélas, le sens de l'humour ou le sens du ridicule risque d'inhiber la majorité de ceux que tenterait cette méthode. Il s'agit là d'une attitude proche du béhaviorisme ou comportementalisme : l'individu essaie de s'habituer à son trouble pour mieux le neutraliser.

On sait par ailleurs que l'ensemble des réactions immunitaires déclenchées aussi bien par les lymphocytes B que les lymphocytes T est affecté par le stress. Tout événement imprévu ou nouveau de la vie quotidienne peut entraîner de telles manifestations.

Chez l'herpétique, la dépression du système immunitaire est évidente. Tous les facteurs qui concourent à aggraver cet affaiblissement peuvent indirectement stimuler le virus et l'obliger à sortir de sa cachette, c'est-à-dire du ganglion nerveux. Les effets sont cumulatifs. Cela explique qu'une situation chronique soit plus facilement à l'origine de récurrences de la maladie. Parfois même, l'essence profonde du stress n'existe pas mais l'anticipation des événements aboutit à un résultat comparable. Des mesures de prévention assez simples consistent à apprendre comment se détendre facilement : la pratique du yoga ou simplement de respirations profondes, les bains chauds, l'exercice physique régulier...

Le rôle du médecin repose aussi sur l'explication

claire de la maladie. En effet la connaissance du mécanisme de déclenchement des crises peut être un pas positif vers leur maîtrise. Les herpétiques véhiculent souvent une multitude d'idées fausses quant à leur maladie et ces idées sont en général très négatives, quasiment mythiques. La dédramatisation et la discussion franche atténueront l'état d'anxiété exacerbée dans lequel les patients peuvent se trouver. La crise herpétique est souvent le signe d'un appel, d'une demande d'aide que l'on ne saurait jamais ignorer.

Ainsi l'herpès n'est pas une fatalité à laquelle nul ne pourrait se soustraire.

L'être humain possède en lui les ressources et les moyens de lutter contre cet attaquant. Il ne doit jamais céder au découragement. Il convient de mener une vie hygiénique, sans fatigue ni surmenage, de pratiquer une alimentation équilibrée et de se nourrir de pensées positives.

Nous terminerons avec une anecdote qui montre bien l'importance du psychisme dans les récurrences herpétiques. Le patient d'un ami cardiologue souffrait de crises d'angine de poitrine régulièrement associées à une poussée d'herpès de la région cardiaque en raison de l'angoisse occasionnée par ses douleurs angineuses. Après une opération chirurgicale sur ses artères coronaires, l'angine de poitrine du malade disparut et avec elle, momentanément, les manifestations de l'herpès. Cependant celui-ci se plaignit, une nouvelle fois, de douleurs de la région cardiaque qui, aussitôt, s'accompagnèrent d'une floraison herpétique. Lorsque les examens démontrèrent que tout était normal au niveau du cœur, l'herpès disparut définitivement!

Tout ceci est plutôt réconfortant et nous prouve, si besoin en était, l'importance de l'hygiène de vie.

4.

QU'EST-CE QU'UN VIRUS ?

La connaissance biologique des virus est fondamentale pour comprendre comment ceux-ci parasitent les cellules humaines, se reproduisent et induisent des maladies. Croissance, synthèse, division, reproduction conforme, information représentent les propriétés communes à toute cellule, structure unitaire de base de tous les organismes vivants. Cette dernière peut constituer la seule et unique partie intégrante d'un micro-organisme tel qu'une bactérie (colibacille, staphylocoque, gonocoque, etc.) et un virus (choléra, grippe, hépatite, etc.) ou constituer un des éléments parmi ceux de l'ensemble d'un tissu (foie, cerveau, poumon, etc.).

Une membrane recouvre et isole du milieu extérieur les particules ou organelles contenues à l'intérieur et baignant dans un liquide appelé « cytoplasme »; la dénomination de « cellule » vient de cette caractéristique. Les constituants intracellulaires comprennent :

– un noyau [1], élément essentiel où sont situés les chromosomes dépositaires de l'hérédité, véritable centre stratégique et planificateur;

1. Dans certains cas la cellule peut comporter plusieurs noyaux (cancer) ou être anuclée (plaquettes sanguines).

– les ribosomes, petites granules sphériques, lieux de synthèse des protéines;

– des mitochondries, sièges de la transformation et de la fabrication de l'énergie, « centrale électrique » indispensable au fonctionnement;

– le réticulum endoplasmique, qui stocke les protéines et en assure le transport à travers le cytoplasme;

– des lysosomes contenant les différentes enzymes spécifiques.

Les cellules bactériennes et virales possèdent une membrane particulièrement efficace contre les agressions du monde extérieur. Alors que dans les tissus les cellules sont liées les unes aux autres, comme cimentées, les bactéries et les virus peuvent se déplacer, migrer à l'intérieur du corps et essaimer l'infection.

La reproduction cellulaire repose sur la division [1] des chromosomes qui sont composés d'acides nucléiques : acide désoxyribonucléique ou ADN et acide ribonucléique ou ARN, qui détiennent tous deux l'information spécifique. L'ADN constitue le matériel génétique de tous les organismes vivants. L'ARN est le décrypteur et le messager de l'information située sur l'ADN et qu'il livre aux ribosomes en donnant le signal de la synthèse des protéines correspondant à l'activité cellulaire. Ces protéines sont constituées d'une ou plusieurs séquences d'acides aminés essentiels réalisant des polypeptides. L'ordre régissant l'enchaînement des acides aminés détermine la propriété spécifique de chaque protéine. Cette organisation est inscrite sous forme codée dans la molécule d'ADN.

1. Rappelons que les cellules du système nerveux ou neurones n'ont pas la capacité de division cellulaire ou mitose. C'est pourquoi nous perdons ces cellules au fur et à mesure du vieillissement.

Dans le noyau cellulaire, l'ADN donne naissance à un ARN porteur de l'information et appelé « ARN-messager ». Celui-ci quitte le noyau, voyage dans le cytoplasme et s'accroche sur le ribosome. Là, un autre ARN, dénommé « ARN de transfert », lit le message codé qu'il déchiffre et part à la recherche dans le cytoplasme et, en particulier, au niveau du réticulum endoplasmique des acides aminés correspondant au code. Ces acides aminés sont assemblés les uns après les autres, au fur et à mesure de la lecture, selon l'ordre indiqué. C'est ainsi que naissent les chaînes polypeptidiques, déterminant la structure de base ou structure primaire des protéines. Celles-ci se transforment alors plusieurs fois, s'enroulant sur elles-mêmes selon des propriétés physico-chimiques pour atteindre leur structure quaternaire. Cette configuration leur permet de se défendre au mieux contre des agressions enzymatiques risquant de les détruire.

La connaissance des virus, autrefois dénommés « virus filtrables ou ultravirus », est de plus en plus précise. A l'origine d'un grand nombre de maladies, dont certaines parmi les plus meurtrières, ils peuvent atteindre aussi bien l'homme (variole, fièvre jaune, grippe, herpès, etc.) que l'animal (fièvre aphteuse, peste bovine, peste porcine, etc.), que le végétal (mosaïque du tabac, jaune du navet, rabougrissement de la tomate, etc.) ou même la bactérie (bactériophage du colibacille...). Plusieurs milliers de virus ont été identifiés, recensés et classés; cependant il reste encore à en découvrir au moins autant, si ce n'est plus.

Les virus sont des êtres biologiques vivants très particuliers, à mi-chemin entre la matière physique et la vie organique. C'est ainsi que chaque virus ne contient jamais plus d'un type d'acide nucléique : ARN ou

ADN. Cela permet de les différencier et d'établir une première classification : « virus à ARN » et « virus à ADN ». Cet acide nucléique unique détient l'information virale nécessaire à la reproductibilité de la cellule et lui confère son caractère infectieux. Ce système ne peut donc être considéré comme comparable à celui des organismes qui contiennent à la fois l'ADN dépositaire du code génétique et l'ARN intermédiaire indispensable à la mise en route de la synthèse protéique.

Les virus ne possèdent pas de métabolisme propre puisqu'ils ne comportent qu'une information génétique destinée à leur seule reproduction. Pour se pérenniser, ils doivent obligatoirement parasiter les autres micro-organismes leur prenant les moyens nécessaires à leur développement. En effet il n'existe, à l'intérieur des virus, ni ribosomes pour assembler les acides aminés en polypeptides, ni réticulum endoplasmique pour stocker ces acides aminés, ni enzymes permettant le transport à travers le liquide cytoplasmique, ni mitochondries pour fournir l'énergie indispensable au maintien de toutes les synthèses intracellulaires, ni lysosomes... C'est pourquoi, pour se reproduire, le virus utilise l'équipement complet en organelles fonctionnelles que possède la cellule parasitée. Il agit tel un pirate de l'air au cours d'un détournement d'avion, donnant ses ordres directement au pilote et exigeant une obéissance totale et immédiate.

Le virus pénètre dans la cellule en rompant la membrane cytoplasmique de celle-ci, tout en perdant sa propre membrane ou capside. Son acide nucléique s'intègre à celui qui est contenu dans le noyau cellulaire de son hôte. La particule codée d'origine virale, qu'il s'agisse d'ADN ou d'ARN, en s'incluant à l'ADN étranger, prend en main les commandes et donne désormais l'ordre à tous les effecteurs cellulaires de ne synthétiser que des constituants viraux. Ainsi les ARN de transfert transmettent aux ARN messagers, à la place de l'information habituelle, celle du virus qui est principalement orientée vers la multiplication du parasite.

Non seulement la cellule infectée est condamnée à mourir mais elle doit donner naissance en son sein aux enfants de son bourreau qui, la parasitant à leur tour, la tuent avant d'aller envahir ses propres sœurs. Après avoir autorisé la production d'une multitude de virus, la cellule éclate intégralement entraînant la libération de ceux-ci. Cette armée d'envahisseurs part à la recherche d'autres victimes, investissant peu à peu les places fortes et pouvant obtenir la destruction finale de l'organisme, c'est-à-dire la mort.

L'étroitesse des liens entre virus et cellule-hôte, au cours de la multiplication, explique la difficulté à mettre au point un traitement médical antiviral spécifique du virus sans qu'il soit toxique vis-à-vis des cellules qui l'abritent. De même les antibiotiques antibactériens, ayant essentiellement pour cibles les processus cellulaires de reproduction des bactéries dans leur intégralité, ne peuvent agir au niveau des virus. L'étude de l'infection du colibacille [1] par le bactériophage T 2 a mis en évidence ce mécanisme très particulier.

Le bactériophage, telle une fusée de *la Guerre des étoiles*, injecte son ADN à travers la membrane cyto-

---

1. Escherichia coli : bactérie responsable d'un grand nombre d'infections urinaires chez la femme, mais qui peut aussi exister dans l'urine sans être infectieuse. Utile aux manipulations de certains chercheurs.

plasmique du colibacille jusqu'au noyau. Il s'intègre à l'intérieur du chromosome contenant l'acide nucléique du bacille, prend les commandes de la synthèse protéique et contraint son hôte à travailler pour lui et à créer une multitude de virions [1] qui feront exploser les parois bactériennes pour pouvoir se répandre plus loin. Tout virus comporte deux éléments constants : le génome composé d'un acide nucléique (soit de l'ADN, soit de l'ARN) entouré et protégé par une capside, véritable coque protéique. Certains virus, dont celui de l'herpès, possèdent une enveloppe supplémentaire de protection ou péplos.

Le génome viral contient l'intégralité de l'information génétique de la particule virale. La capacité de codage de l'acide nucléique est extrêmement faible et va de quelques gènes à quelques centaines au maximum pour les plus gros virus. Cette disproportion quantitative est considérable comparée à la quantité d'ADN que peut contenir la cellule-hôte à laquelle le parasite emprunte l'essentiel de sa machinerie de biosynthèse et qui comporte des milliers de gènes. C'est pourquoi l'ADN ou l'ARN du virus ne s'intègre que sur une infime partie de l'ADN de l'organisme parasité, mais partie stratégiquement suffisante pour assurer le contrôle de l'ensemble du fonctionnement de la cellule et le détourner à son usage exclusif.

La capside, fabriquée à la fois à partir des propres constituants du virus et aux dépens de l'hôte, ne présente qu'un rôle de protection. Sa structure est protéique, répétant souvent la même protéine de façon indéfinie.

1. Virion : particule virale mature, infectieuse et extra-cellulaire. C'est la forme complète de dissémination du virus qui assure le transfert de l'infection à d'autres cellules et d'autres organismes.

Au microscope électronique [1], elle prend le plus souvent l'aspect d'un manchon cubique, voire celui d'une structure pentamérique ou hexamérique tel un vaisseau spatial.

Le péplos n'existe que sur certains virus dont celui de l'herpès, permettant de les opposer aux virus « nus » qui en sont dépourvus. Tandis que la capside est de structure protéique, celle du péplos qui provient directement de la cellule infectée est lipido-glucido-protidique. Le péplos n'est pas obtenu sur la commande du virus mais existe dès avant l'infection virale. Ceci explique la complexité de sa composition biochimique en comparaison de celle du virus. Très fragile par sa grande sensibilité à la chaleur, à l'éther, aux détergents chimiques, aux sels biliaires, elle constitue donc une très mauvaise protection pour le virus auquel elle confère une extrême réactivité vis-à-vis du milieu extérieur. La transmission de l'infection, d'un individu à un autre, nécessite un contact immédiat et rapproché. En effet, s'il n'est pas accueilli rapidement par une cellule vivante, le virus est détruit. C'est pourquoi le recueil lors d'un prélèvement et l'analyse en laboratoire requièrent des méthodes délicates.

Les virus ne se multipliant qu'à l'intérieur de cellules vivantes, le produit du prélèvement doit être injecté immédiatement sur des milieux de culture adéquats pour chaque type de virus, tels que des fibroblastes humains [1] pour l'herpès. Tous les laboratoires d'analyses de ville ne peuvent pas être équipés pour la recherche et l'identification des virus. Certains de ces

1. Les virus sont d'une taille tellement infime qu'on ne peut pas les observer au microscope optique classique mais qu'il faut s'aider d'un microscope électronique.

derniers ne peuvent être isolés que dans quelques centres très spécialisés.

Le virus peut donc, soit entraîner la dégénérescence de la cellule qu'il parasite et même la mort de celle-ci, soit, dans d'autres cas, respecter la survie de son hôte et lui faire acquérir des propriétés nouvelles et différentes de celles qu'il avait initialement comme au cours de la cancérisation, par exemple.

Mais malgré toutes ces connaissances et ces recherches, une question demeure entière : peut-on assimiler le virus à un être vivant ? En effet on ne connaît toujours pas l'origine exacte de cette particule : morceau d'ADN ou d'ARN, arraché d'une cellule, il y a de cela des millions d'années et ayant acquis une autonomie grâce à sa capside, ou bien élément très primitif appartenant à l'arbre de vie qui va de l'amibe à l'académicien en passant par le singe ?

Il n'en reste pas moins que le virus présente une ambiguïté génétique fondamentale : porteur d'acide nucléique et d'information, il est cependant incapable de se reproduire sans l'aide d'un tiers. L'ordre génétique, ainsi inscrit dans l'ADN du virus, répond au hasard et se distingue de façon remarquable de celui des vertébrés. Pour certains petits virus, comme celui du papillome de Shope [1], l'ADN reproduit point par point celui de la cellule infectée. Cela n'est pas le cas pour l'herpès dont l'origine pourrait provenir d'un organisme très primitif prébiologique. Il s'agit pour ainsi dire d'un virus fossile !

Les maladies causées par les virus existent, elles aussi,

1. Papillome de Shope : Tumeur sous-cutanée du lapin sauvage américain qui régresse spontanément en quelques semaines, et sert à vacciner les lapins contre la myxomatose.

depuis des siècles. Hippocrate, le premier, avait parfaitement décrit la rage, le zona, les oreillons. L'encéphalite virale fut observée, il y a deux mille ans, par les médecins japonais. La variole, introduite en Europe au VIe siècle avec les invasions mongoles, fut la plus meurtrière de toutes les maladies frappant l'être humain. Pendant la guerre de 1870, la moitié des soldats français furent tués par une épidémie de variole qui sévissait dans l'armée française. Cette épidémie fit encore plus de victimes que l'ensemble des armes prussiennes.

Notre monde « civilisé » nous laissait entendre que nous possédions le savoir sur tous les virus susceptibles de toucher l'homme, jusqu'au moment où surgirent les effroyables épidémies de Lassa, Marburg et Ébola. Ces trois noms ont peut-être été rapidement oubliés, mais ils correspondent pourtant à trois contagions qui auraient pu provoquer des ravages aussi effroyables que ceux de la « grande peste » du Moyen Age.

Ces trois virus incriminés étaient totalement inconnus du monde médical. C'est en 1967 qu'une nouvelle maladie mystérieuse touchait le personnel de deux laboratoires en Allemagne fédérale ainsi que celui d'un troisième en Yougoslavie dans lesquels les travaux en cours étaient effectués à partir de dengues [1] importées d'Ouganda. Vingt-cinq biologistes furent atteints et parmi ceux-ci sept moururent. Ces cas furent bientôt suivis par ceux des membres des familles des techniciens et par d'autres à l'intérieur des hôpitaux où ils avaient été soignés. Cette maladie était induite par un virus jusque-là jamais observé : le virus de Marburg. Plus tard

1. Dengue : arbovirose sévissant dans les zones tropicales et subtropicales et se traduisant par une fièvre, des maux de tête, des courbatures, guérissant sans séquelles.

on nota deux atteintes similaires chez deux autostoppeurs en Afrique du Sud qui avaient sillonné ce pays. L'un des deux mourut. Enfin, en 1980, l'Organisation mondiale de la santé signala à nouveau la maladie au Kenya.

En 1969, une sœur missionnaire ainsi que celle qui l'avait soignée mouraient d'une affection inconnue dans la ville nigérienne de Lassa. Lorsqu'une troisième religieuse fut atteinte, on l'évacua dans un centre hyperspécialisé aux États-Unis où elle guérit mais non sans contaminer deux infirmières dont l'une ne put survivre. Un virus, qui n'avait jamais été identifié, fut tenu pour responsable et dénommé « virus de Lassa », du nom du lieu de sa provenance. Depuis cette époque, quelques cas de contagion identique furent observés au Nigeria, au Liberia et en Sierra Leone.

En 1976, éclatèrent simultanément au Zaïre et au Soudan, à près de mille kilomètres de distance, de très graves atteintes touchant d'abord les campagnes, puis sévissant dans les hôpitaux. Elles se soldèrent par un taux de mortalité considérable puisque s'élevant à près de 90 %. Grâce à une coopération internationale exemplaire, on isola un nouveau virus : le virus d'Ébola. Les structures de ces trois virus sont légèrement comparables.

Toutes ces nouvelles affections ont en effet plusieurs points communs :

– une origine rurale africaine;

– une forte contagiosité, en particulier en milieu hospitalier;

– une mortalité élevée en l'absence de traitement spécifique;

– un diagnostic et une prévention très difficiles.

Ces différentes caractéristiques posent des problèmes

de santé publique qui peuvent s'amplifier à tout moment. L'apparition d'épidémies dues aux virus Marburg, Ébola et Lassa engendre des situations catastrophiques du fait de cette forte mortalité, du manque de médicaments efficaces et de l'infrastructure hospitalière insuffisante, sans omettre la promiscuité et l'insalubrité des bas quartiers dans les grandes villes des pays en voie de développement. Seule l'OMS [1] peut agir rapidement.

Cependant il existe un réel danger de voir se développer dans un centre hospitalier londonien, new-yorkais ou parisien de redoutables épidémies à partir d'un malade venant de quitter quelques heures auparavant l'Afrique. Chaque jour, des milliers de passagers débarquent dans les aéroports de Londres ou de Paris et, parmi ceux-ci, un certain nombre proviennent de contrées où sévissent à l'état endémique de tels virus. Des cas ont ainsi déjà été effectivement importés aux États-Unis, au Canada, en Grande-Bretagne et en Allemagne fédérale.

Pourtant la lutte contre les virus ne date pas d'hier, Jenner en inoculant le cow-pox [2] au XVIIIe siècle pour protéger l'homme contre la variole, et Pasteur, mettant au point en 1885 son vaccin contre la rage, faisaient tous les deux de la virologie sans le savoir. Il faut attendre 1892 pour qu'Ivanowsky, botaniste russe, observe que le jus de tabac issu de plantes atteintes de la maladie appelée « mosaïque » conserve son pouvoir infectieux malgré la filtration à travers des bougies de porcelaine qui habituellement retiennent les microbes.

1. Organisation mondiale de la santé.

2. Cow-pox : de « cow », vache, et « pox », variole, virus utilisé dans la prévention de la variole.

Tandis qu'Ivanowsky pensait qu'un poison était responsable de la maladie, un Hollandais, nommé Beijerink, mit en évidence en 1898 le caractère infectieux de ce qui avait filtré à travers les bougies et qui différait des bactéries. La même année, Löffler et Frosh démontraient en Allemagne la filtrabilité du germe à l'origine d'une affection du bétail, la fièvre aphteuse. Sanarelli notait en Uruguay celle d'une maladie épidémique du lapin, la myxomatose. Dès 1901 on démontrait à La Havane que la fièvre jaune était, elle aussi, induite par un virus. Enfin, à partir de 1940 et de la naissance du microscope électronique, les recherches se sont multipliées et se sont soldées par un grand nombre de découvertes. Depuis, ce domaine s'est imposé peu à peu comme une science médicale particulière dont les développements sont loin d'être épuisés.

1

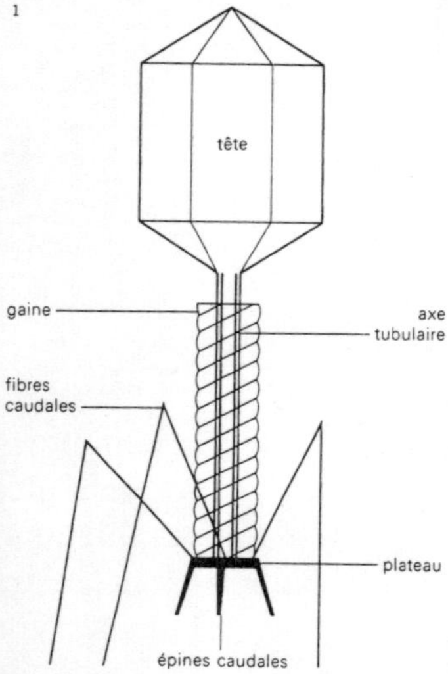

2

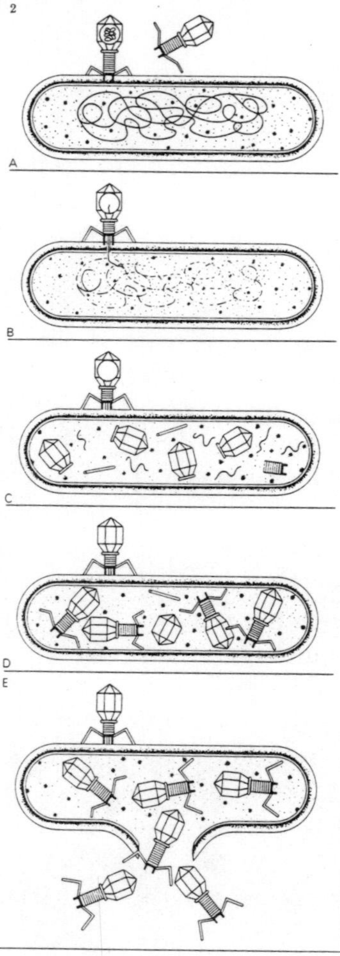

1. Schéma d'un bactériophage.
D'après « Biologie et Physiologie cellulaire ».

2. Représentation schématique des cycles de reproduction d'un bactériophage.
A - Adsorption du bactériophage.
B - Pénétration de l'Acide Nucléique.
C - Replication du phage.
D - Maturation des néo-virions.
E - Lyse bactérienne.
D'après «Fundamentals of Microbiology».

5.

LE VIRUS DANS LA CELLULE ET SA REPRODUCTION

La famille ou la classe des herpès virus ne comporte pas un seul type mais plusieurs qui provoquent des maladies différentes dont l'herpès banal. C'est pourquoi, à l'intérieur même de cette famille, on classe encore ses membres dans des sous-groupes, variant selon le type d'affections induites. Plus de cinquante virus ont été isolés dans la majorité des espèces vivantes dont les oiseaux, les reptiles, les batraciens, les poissons et certaines plantes. Ceux-ci ne peuvent généralement pas contaminer l'être humain.

Cinq virus sont en revanche susceptibles d'être transmis à l'homme :

– les virus herpès simples de type I et II (HSV I et II);

– le virus de la varicelle et du zona (VZV);

– le cytomégalovirus (CMV [1]);

– le virus d'Epstein-Barr (EBV), responsable de la

1. CMV : affection souvent latente, pouvant évoquer une mononucléose infectieuse ou encore se manifester par une pneumonie. Survenant sur des terrains fragiles, elle peut se transmettre par les transfusions de sang.

mononucléose infectieuse, du lymphome de Burkitt et du carcinome du rhino-pharynx [1].

Seuls les herpès virus simplex entraînant l'herpès banal nous intéressent.

Le virion, virus complet et infectieux, est constitué d'un nucléotide, d'une capside et d'un péplos. Le nucléotide, élément central du virion, est un cylindre protéique autour duquel l'ADN s'entoure en anneaux. L'ensemble acquiert un calibre de 77 nanomètres. L'ADN du virus est capable de coder près d'un millier de protéines dont certaines sont connues depuis peu de temps, telles celles de la capside et telles les enzymes nécessaires aux divers stades de maturation du virus lorsqu'il a pénétré dans la cellule. Cet ADN est à lui seul capable d'infecter les cellules et de les contraindre à réaliser la synthèse de nouvelles particules virales totalement identiques à celles du virus initial.

La capside, de 100 nanomètres de diamètre, entoure le nucléotide. Elle est constituée par l'assemblage rigide de 162 sous-unités ou capsomères formées de protéines dont on connaît à peine la structure maintenant. Sous la forme d'un icosaèdre régulier, cet édifice correspond à un état énergétique minimal d'une très grande stabilité.

L'enveloppe ou péplos, de forme irrégulière, possède un diamètre variable, allant de 150 à 200 nanomètres. Il renferme dans sa composition de nombreux lipides – qui confèrent au virion sa solubilité dans l'éther et l'alcool – mais aussi des sucres et des protéines. La majeure partie du péplos provient d'éléments ayant appartenu à la cellule infectée et que le virus enlève au moment de sa libération. L'extrême sensibilité de cette enveloppe

1. Lymphome de Burkitt et carcinome : tumeurs cancéreuses des voies aériennes supérieures.

du rhino-pharynx explique le mode de transmission direct de l'affection entre les individus : baisers, mains ou objets contaminés par la salive ou par les lésions cutanées, rapports sexuels, contact mère-enfant (grossesse, accouchement, allaitement, maternage), greffes d'organe et transfusions sanguines.

Mécanismes cellulaires de l'infection herpétique

A partir du moment où le virus pénètre dans une cellule qu'il infecte jusqu'au moment où s'effectue la libération de nouveaux virus fabriqués par la cellule infectée dont l'activité a été détournée au profit de ce parasite, environ cinq à six heures s'écoulent. Cette opération n'excelle pas par son rendement : sur les 80 à 100 000 copies d'ADN viral synthétisées, 20 % seulement se trouvent complétées d'une capside et d'un péplos et transformées en virions complets. Ce processus se déroule en plusieurs stades de durées différentes.

Dans un premier temps, le virus s'absorbe et se fixe à la surface cellulaire. En s'accolant à la membrane de la cellule, le virus libère les enzymes nécessaires pour attaquer celle-ci en un point précis et pour pénétrer à l'intérieur tout en abandonnant le péplos dans le milieu extra-cellulaire. Cette traversée s'opère en dix minutes, puis le virus peut se déplacer dépourvu de son péplos au sein du cytoplasme de la cellule infectée. Trente minutes après l'infection, de nombreux autres virus ont suivi et pénétré en d'autres endroits de la membrane.

Le deuxième temps est celui de la décapsidation. Ne comportant plus que l'ADN et la capside, le virus va perdre cette dernière qui se dissout peu à peu sous l'action d'une enzyme appelée « décapsidase ». Cette opération se déroule vingt à quarante minutes après l'entrée du virus dans la cellule. Il ne reste plus que l'ADN viral, véritable commando chargé de saboter précisément le centre stratégique de la cellule et de lui intimer ses propres ordres correspondant à l'information codée de l'herpès. C'est pourquoi, comme dans les meilleures interventions de commandos, le virus se fond dans la population et perd toutes ses marques distinctives telles que la capside et le péplos. La cellule porte ainsi en elle les germes de sa propre fin.

Le troisième temps correspond à la pénétration du génome [1] dans le noyau de la cellule infectée. On ne sait pas encore comment l'ADN viral pénètre dans le noyau. Cependant on situe cette étape deux heures après l'infection, le virus utilisant les enzymes présentes dans la cellule. L'attaquant bénéficie donc de complicités internes.

Le quatrième temps est constitué par la transcription de l'ADN viral par l'ARN messager. Lorsque l'ADN viral a investi le noyau de son hôte, ce dernier a perdu ses propres commandes et perd les moyens de pratiquer ses synthèses personnelles.

L'ADN cellulaire est neutralisé par l'ADN viral et son équipement lui est désormais totalement soumis. C'est ainsi que de nouveaux virus sont fabriqués à partir des constituants appartenant à la cellule parasitée qui meurt sans pouvoir réagir.

Ce détournement des structures de synthèse cellulaire s'effectue par l'intermédiaire indispensable d'ARN messager qui transmet les ordres dans le cytoplasme en

1. Génome : matériel génétique contenu dans l'ADN d'une cellule virale, bactérienne ou tissulaire.

sortant du noyau. Ces molécules d'ARN messager doivent agir très vite, car leur durée de vie n'excède pas plus de deux heures à l'opposé des ARN messagers normaux qui peuvent vivre au moins vingt-quatre heures. Une véritable course contre la montre est ainsi déclenchée.

Le cinquième temps comporte la traduction du message herpétique pour l'élaboration de nouvelles protéines virales. Les ARN messagers se fixent sur les ribosomes et font parvenir l'information à des ARN de transfert appartenant initialement à la cellule. Ces derniers travaillent dorénavant, et impunément, avec l'ennemi, à leur propre perte. Ils vont chercher les différents acides aminés nécessaires à la fabrication de protéines indispensables à la naissance de nouveaux virus.

L'assemblage des protéines en capsides ou en ADN viral se déroule sur les ribosomes. Les premières protéines apparaissent trois à quatre heures après le début de l'infection. L'ensemble du travail prend fin vers la douzième heure. Parmi ces protéines destinées à former des capsides et des ADN viraux certaines constituent des enzymes, comme la thymidine kinase ou l'ADN polymérase, indispensables à l'étape suivante.

Le sixième temps de reproduction de l'ADN viral est fondamental car il ne suffit pas de posséder les protéines nécessaires à la fabrication de nouveaux virus, encore faut-il que le nouvel ADN comporte bien le même message de mort des cellules pour propager l'infection correctement.

Cette reproduction exacte, ou réplication, a lieu dans le noyau en présence de l'ADN infectant qui la supervise. Elle ne peut s'effectuer qu'avec les deux enzymes, ADN polymérase et thymidine kinase, sur lesquelles les chercheurs se penchent pour tenter d'élaborer des substances chimiques actives contre celles-ci. L'Acyclovir, produit par les travaux des laboratoires Wellcome, induit en erreur la thymidine kinase en l'intégrant au sein de l'ADN viral. A l'opposé des médicaments antiherpétiques dont nous disposions jusque-là, l'Acyclovir agit seulement sur les cellules infectées en épargnant les cellules saines.

Dans un septième temps, les nucléocapsides s'assemblent entre elles. L'unité fonctionnelle du virus ou nucléocapside est constituée d'une particule d'ADN entourée d'une capside. Ce montage utilise une grande quantité d'un acide aminé, l'arginine, avec lequel peut entrer en compétition un autre acide aminé, la lysine. Cette propriété de la lysine a son intérêt dans le traitement.

A l'opposé de la plupart des autres virus, cet assemblage s'effectue à l'intérieur du noyau cellulaire avec passage inversé des protéines synthétisées au niveau des ribosomes cytoplasmiques vers le noyau.

Au huitième temps, se déroule l'enveloppement des nucléocapsides. Ces dernières passent du noyau vers le cytoplasme en poussant devant elles la membrane nucléaire de la cellule qui formera leur péplos. Ainsi cette enveloppe garde la carte d'identité génétique de la cellule-hôte tel un souvenir de guerre mais c'est aussi un artifice suprêmement habile pour tromper de nouvelles cellules saines qui croiront reconnaître une de leurs sœurs... Le virus herpétique est décidément bien doué d'un machiavélisme singulier.

Lors du neuvième temps, la mise en liberté des nouveaux virions se déroule dans le milieu extracellulaire. Le cheminement des nouveaux virus a lieu dans le cytoplasme au sein de tubules, sortes de canaux établissant une continuité entre la membrane nucléaire externe et la membrane cellulaire. Les particules virales mûres restent très longtemps intracellulaires et ceci probablement pour acquérir une certaine maturité biologique. Progressivement lâchées dans le milieu extérieur, elles n'y séjournent pas très longtemps avant de retrouver une nouvelle victime. Dans les tissus qui assemblent les cellules les unes aux autres, le passage se fait par contiguïté. C'est pourquoi, semble-t-il, les anticorps circulants IgC et IgM [1] sont de peu d'efficacité. La cellule infectée meurt à la suite de cette agression. Cela s'accompagne de phénomènes particuliers qui expliquent les aspects cliniques de l'affection herpétique en bouquets de vésicules sur la peau et sur les muqueuses.

Des inclusions correspondant à des amas de virus apparaissent. L'architecture cellulaire se modifie, les noyaux changent d'aspect. Les cellules atteintes s'isolent et forment des tas, en grappes de raisin, elles s'agrègent entre elles et fusionnent. Les limites cellulaires deviennent de plus en plus imprécises jusqu'à la survenue de la destruction de la cellule et la disparition de tout son matériel remplacé par un liquide incolore. Ce liquide va soulever l'épiderme de la peau et ainsi sont formées les vésicules contenant les cadavres des cellules infectées et les nombreux virus prêts à investir d'autres cellules. La transmission du virus est ainsi obtenue à partir d'une lésion non guérie sur un tissu encore indemne par contact rapproché comme au cours d'un baiser, fût-il chaste, ou de rapports sexuels.

A la lumière de ces faits, nous pouvons déjà entrevoir

1. Molécules d'immunoglobulines sécrétées lors d'une infection par le système immunitaire.

les trois grands différents aspects de l'infection herpétique.

En premier lieu, une multiplication rapide des particules virales aboutit dans un temps très court à la destruction des cellules infectées. En l'absence de réponses immunitaires suffisantes, l'organisme peut être envahi complètement et l'on peut observer, heureusement fort rarement, des septicémies mortelles chez certains nouveau-nés. Cette forme de l'infection herpétique, comme nous le verrons plus loin, est probablement liée à des anomalies du système immunitaire et de la production des anticorps de défense. Le plus souvent la lésion reste localisée, mettant en jeu la résistance immunitaire, essentiellement de type cellulaire et en particulier celle des cellules appelées « lymphocytes T ».

En deuxième lieu, soulignons l'état latent du virus. En effet les poussées herpétiques ont lieu à intervalles réguliers et différents d'un individu à l'autre et toujours aux mêmes endroits. Dans l'intervalle de ces rechutes, le virus n'est jamais retrouvé à ces derniers niveaux. Dans certains cas, chez l'homme et chez l'animal, le virus siège dans les ganglions nerveux situés dans la colonne vertébrale et dont dépend le territoire cutané où se déroule chaque rechute. C'est pourquoi, lorsqu'on opère un patient du nerf trijumeau, nerf du visage et que l'on travaille sur le ganglion dont est originaire ce nerf, il apparaît dans les heures suivant l'intervention chirurgicale une « magnifique » poussée herpétique dans le territoire du trijumeau.

En troisième lieu, évoquons l'activité cancérigène des virus herpétiques. L'information génétique virale reste dans la cellule sans provoquer de crise d'herpès, mais, sous une impulsion encore mal connue, la cellule peut devenir cancéreuse.

6.

PRIMO-INFECTION HERPÉTIQUE

La primo-infection herpétique est constituée de l'ensemble des manifestations accompagnant la première pénétration du virus chez un sujet jusqu'alors totalement indemne. Comme nous allons le voir, ces manifestations sont plus facilement détectées par un examen de laboratoire que par une lésion visible.

Nous savons qu'environ 80 % des Français possèdent des anticorps antivirus herpétiques, témoin d'au moins un premier contact avec un des deux virus de l'herpès, de type I ou de type II. Il est utile de faire la distinction entre ces deux types, car les anticorps dirigés contre les virus de type I ou « antivirus de type I » sont les premiers à apparaître dans la vie, tandis que les anticorps antivirus de type II n'interviennent qu'après l'âge des premières relations sexuelles. Cela est bien illustré par une étude [1] qui a montré l'absence d'anticorps antivirus de type II auprès d'une communauté de nonnes et leur remarquable fréquence chez les prostituées, allant jusqu'à leur présence dans tous les cas en fin de carrière chez ces professionnelles (l'étude ne précise pas l'âge de la mise à la retraite volontaire ou forcée de ces

1. Rawls et Melnik sont les auteurs de cette étude en 1969.

péripatéticiennes!). Soulignons à ce propos qu'un nombre non négligeable de jeunes femmes présentent un herpès génital provoqué par le virus de type I transmis aux organes génitaux à partir de lésions du visage, par l'intermédiaire des doigts, par exemple. Dans ces cas-là, les anticorps développés, qui correspondent essentiellement au type I, ne les protégeront pas du tout contre une infection par le virus de type II contractée au cours de rapports sexuels infectants.

La primo-infection herpétique de type I survient très précocement dans la vie, entre l'âge de six mois et l'âge de trois ans. Dans 90 % des cas, cette primo-infection provoque des lésions tellement insignifiantes qu'il s'agira de ce qu'on appelle une « forme inapparente ». En revanche, la primo-infection par le virus de type II qui survient plus tardivement vers l'âge de vingt à vingt-cinq ans, et même de plus en plus tôt, du fait de la libéralisation des mœurs sexuelles, ne sera sous forme inapparente que dans 20 % des cas.

La protection du système immunitaire

Pour se défendre contre les maladies infectieuses, le nouveau-né possède de nombreux anticorps qui proviennent de sa mère par transfert pendant la vie intra-utérine ou pendant l'allaitement au sein. Cela permet de pallier l'immaturité des défenses immunitaires au cours des premiers mois de la vie. Ces anticorps commencent à disparaître à partir de l'âge de trois mois et persistent jusqu'à l'âge de six mois; c'est pourquoi les vaccinations contre la diphtérie, la poliomyélite, le tétanos et la coqueluche sont entreprises dès le troisième mois, permettant au système immunitaire qui fabrique ces anticorps de les sécréter avant que ne disparaisse totalement la protection maternelle. En revanche, pour la tuberculose, dont le vaccin fait appel à des réponses de l'immunité cellulaire non transmise par la mère, la vaccination est la plus précoce possible, dès la première semaine de la naissance.

Chez des nouveau-nés de mère indemne de toute primo-infection herpétique, le taux des anticorps anti-virus peut être nul. Chez le prématuré, le taux des anticorps est faible, le transfert de ceux de la mère se déroulant essentiellement au cours des deux derniers mois de la grossesse.

En fait le rôle des anticorps étant, comme nous l'avons vu dans un précédent chapitre, très limité dans la lutte contre le virus, les enfants n'en possédant qu'un taux assez faible ne développeront pas nécessairement une primo-infection bruyante. L'immunité cellulaire, qui repose sur les lymphocytes T, est principalement impliquée.

On peut observer chez les individus possédant de nombreux anticorps des récidives de l'herpès ou des formes graves, en particulier chez des malades au système immunitaire déprimé ou atteints d'affections malignes telles que des cancers. Cela pose un problème pour l'éventuelle confection d'un vaccin qui, s'il ne stimule pas l'immunité cellulaire, n'a pas grande chance d'être efficace.

Les modes de contamination

La contamination est strictement interhumaine, soit à partir de porteurs sains [1], soit à partir de sujets en

1. On appelle porteurs sains les individus qui contiennent le virus et le transmettent par leur salive mais qui ne sont pas atteints par la maladie.

période de récidive (ou récurrence) ou au stade de primo-infection. La transmission du virus de type I est directe par la mère, un parent ou une nourrice en contact intime avec l'enfant. Parfois la contamination peut avoir lieu par contact direct entre un patient infecté et un médecin, un dentiste ou une infirmière. En revanche, le virus de type II se transmet de préférence au cours des rapports sexuels quels que soient leurs types, classiques, bucco-génitaux ou sodomiques.

Les manifestations cliniques

Dans la grande majorité des cas, la primo-infection herpétique est inapparente chez l'enfant. Lorsqu'elle s'accompagne de manifestations apparentes, celles-ci surviennent entre deux et quinze jours après le contact infectant et sont, comme nous allons le voir, très variées.

La gingivo-stomatite aiguë herpétique est de très loin la plus fréquente et la plus évocatrice chez l'enfant. Elle se caractérise au début par des douleurs très intenses au niveau de l'ensemble de la bouche alors que l'enfant est fatigué et fiévreux. Ces premiers symptômes sont suivis par un malaise digestif associant vomissements et refus de s'alimenter. L'intérieur de la bouche, entièrement rouge, est peu à peu recouvert pas des « cloques d'eau » ou vésicules qui mesurent de 3 à 6 millimètres de diamètre environ. Celles-ci se rompent par la suite, découvrant un fond de couleur rouge ou jaune beurre et constituant ce que l'on appelle une « ulcération ». Une fois ulcérées, ces lésions se rejoignent entre elles. Leurs localisations sont les lèvres, les gencives, la face interne des joues et la langue. Parfois elles siègent autour de la bouche, sur le visage ou à distance par autocontamination, au niveau du pouce qui est habituellement sucé ou d'une paupière qui a été malencontreusement frottée. Tout rentre dans l'ordre encore plus rapidement et plus sûrement avec des bains de bouche contenant un désinfectant et avec des médicaments antibiotiques ayant un large rayon d'action, avalés ou administrés par piqûres (intramusculaires).

La kérato-conjonctivite est une atteinte de l'œil qui devient rouge, larmoyant et marqué par des paupières gonflées. Grâce à ses appareils, l'ophtalmologue observe de petites vésicules et de petites ulcérations de la partie du globe oculaire appelée « cornée ». D'autres atteintes cutanées ou buccales peuvent être associées et sont souvent le point de départ.

La vulvo-vaginite de primo-infection, apanage de l'adulte, n'apparaît que très rarement chez la petite fille. Induite par le virus de type I, elle survient, comme nous l'avons déjà vu, en dehors de tout contact sexuel et n'empêche pas l'éventualité d'une infection avec un virus de type II. Au maximum les symptômes peuvent être atténués lors de l'infection chez l'adulte par un virus de type II. L'inflammation de la vulve se fait très rapidement. Elle est très douloureuse, accompagnée de sensation de brûlure et d'une difficulté à uriner entraînant parfois une émission d'urines involontaire. Les vésicules, groupées en bouquets, évoluent vers des ulcérations situées un peu partout sur la vulve, sur le vagin et le col de l'utérus. Des ganglions sont palpables au niveau des plis de l'aine. Le principal objectif du traitement est d'empêcher la surinfection par d'autres germes, se logeant dans les lésions, et nécessite donc l'utilisation d'antibiotiques auxquels on associe des calmants pour lutter contre douleur et inflammation.

Au cours de *l'herpès cutané d'inoculation*, la pénétration du virus est facilitée par l'existence d'une plaie, même minuscule. Après une période d'incubation de 5 à 7 jours, le tissu sous-cutané se durcit sous forme d'une élevure (induration papuleuse) douloureuse, sur laquelle apparaissent, secondairement, des vésicules groupées en bouquets qui peuvent confluer en une véritable bulle. Chez l'enfant, la localisation sur la joue est fréquente, la contamination ayant eu lieu au cours d'un baiser à partir d'un herpès de la lèvre.

On appelle *pustulose varioliforme de Kaposi-Juliusberg* la primo-infection herpétique qui survient chez l'enfant présentant un eczéma. Cette éventualité, redoutable de gravité, pouvait jusqu'à ces derniers temps être mortelle. Les agents antiviraux modernes tels que l'Acyclovir permettent de sauver ces enfants. Cette forme particulièrement sévère [1] frappe des individus dépourvus d'anticorps et porteurs d'une anomalie de leur immunité cellulaire comparable à celle de l'eczéma atopique [2].

---

1. Une maladie de peau étendue, comme celle observée chez les grands brûlés, peut aussi constituer une porte d'entrée et un terrain favorisant cette variété d'herpès de l'enfant. La température s'élève d'emblée à 41 °C. L'état général est très altéré, évoquant la possibilité d'une infection généralisée comme une septicémie. L'éruption initiale se transforme avec l'apparition de vésicules puis de bulles qui se remplissent peu à peu de pus. La situation peut s'aggraver encore à tel point que le transfert dans une unité de réanimation pédiatrique est nécessaire en urgence. Ce type d'atteinte peut aussi s'observer avec d'autres virus comme ceux de la varicelle ou de la variole survenant chez des enfants dont le système immunitaire est très affaibli, en particulier lors de leucémies.

2. Eczéma atopique : cette manifestation de la maladie eczémateuse touche des enfants prédisposés avant l'âge de deux ans. Elle peut disparaître au moment de la puberté, mais aussi laisser la place à une autre affection telle que l'asthme.

La septicémie herpétique néo-natale est occasionnée par une lésion herpétique génitale de la mère au moment de l'accouchement. Cette dernière contamine le nouveau-né. Dans la majorité des cas, le virus est de type II. Dès les premiers jours de la vie, le comportement du bébé alerte par son refus d'alimentation, ses vomissements, le dérèglement de sa courbe de température, ses troubles intestinaux. C'est alors qu'apparaissent des lésions vésiculeuses qui plus tard s'ulcèrent et se nécrosent. L'enfant qui respire très mal prend un teint bleu ou cyanosé et meurt dans des circonstances d'hémorragie interne entre cinq et dix jours après l'installation des premiers symptômes. Actuellement les substances antivirales permettent de sauver certains de ces enfants.

Quelle que soit la forme que revêt la maladie, le diagnostic n'est pas toujours facile et s'appuie essentiellement sur l'analyse des prélèvements effectués au niveau des lésions et sur la prise de sang dosant le taux d'anticorps. Le résultat de la mise en culture des prélèvements est obtenu en vingt-quatre à quarante-huit heures. Il est possible par des techniques fines que ne possèdent pas tous les laboratoires de distinguer virus de type I ou virus de type II. Au cours de la primo-infection les anticorps s'élèvent entre le premier et le deuxième dosage et on assiste à une montée caractéristique ou séro-conversion. La distinction entre les deux types d'anticorps répondant aux deux types de virus ne s'effectue que dans certains laboratoires.

7.

DÉFENSES DE L'ORGANISME CONTRE LES VIRUS DE L'HERPÈS

Nombre de nos patients ne comprennent pas pourquoi en 1983 une maladie apparemment simple pose autant de problèmes thérapeutiques. L'étude de l'ensemble des réactions immunitaires de l'organisme face à un agresseur, en l'occurrence un virus, nous conduira progressivement à évoquer le terrain et le traitement de l'herpès.

Notre corps est sans cesse menacé par de nombreux assaillants tels que les germes infectieux que nous côtoyons et que nous portons sur nous. Grâce à nos défenses immunitaires, nous sommes en mesure de faire face, jour et nuit, aux risques infectieux jusqu'au moment où, pour une raison inconnue, la cote d'alerte est dépassée nous mettant à la merci de la moindre grippe qui passe.

Notre système défensif est double : général d'une part, local d'autre part.

Dès lors que l'organisme est en contact avec une particule étrangère, une bactérie ou un virus, cela déclenche une succession d'événements qui concourent à la neutralisation et à l'élimination de l'intruse. Cette expérience pourrait s'arrêter là, et, à l'occasion d'un autre contact avec le même micro-organisme infectieux, des réactions d'intensité et surtout de délai d'apparition comparables, mettant en jeu les mêmes fonctionnements, se produiraient. La réalité fait bien mieux les choses car notre immunité est douée de cette remarquable propriété qu'est la mémoire. C'est pourquoi, dès le second contact avec une substance étrangère, un certain nombre d'étapes sont brûlées et permettent de parvenir à la réponse optimale dans le minimum de temps. Tout repose donc sur les phénomènes de reconnaissance et de souvenir qui constituent les piliers de l'intelligence de notre immunité.

Pour ce combat, il existe non seulement une batterie de cellules spécialisées, mais en outre celles-ci sécrètent des substances protéiques pouvant lutter indépendamment. Ces bataillons sont véhiculés par le sang et la lymphe jusqu'au lieu de l'effraction.

La cible des hostilités peut encore être autre qu'une bactérie ou un virus. Il peut s'agir d'une cellule tissulaire apportée par une greffe ou d'un élément de notre environnement comme le pollen des fleurs, le poil d'un animal, un cosmétique, voire un médicament. L'organisme qui, jusque-là, tolérait ce prolongement du monde extérieur en lui, peut soudain mettre en route ses défenses, sans qu'on sache vraiment pourquoi, et le repousser. En premier lieu c'est la réaction de rejet de greffe, en second lieu celle de l'allergie. Toute substance ou particule qui déclenche ce type de réponse immunitaire est appelée « antigène », tout élément envoyé sur les lieux par les cellules immunitaires et qui se fixe sur l'antigène pour bloquer son action est appelé « anticorps ». Ces deux protagonistes s'inscrivent dans la réaction antigène-anticorps. Ce dernier est en quelque sorte l'antidote de l'envahisseur qui essaie d'empoisonner l'organe cible. La montée d'anticorps spécifiques dans le sang permet donc le diagnostic d'une maladie.

Nos meilleurs défenseurs face à l'agression sont :
– les lymphocytes;
– les macrophages;
– les globules blancs ou leucocytes;
– les immunoglobulines;
– le complément, qui est le résultat d'une séquence complexe de protéines.

Les lymphocytes sont des cellules de 7 à 12 microns de diamètre environ, comprenant un seul noyau. On les rencontre un peu partout dans le sang, les ganglions lymphatiques, la rate, le thymus et tout au long de l'intestin. Ils prennent naissance, comme de nombreux autres éléments figurés du sang, dans la moelle osseuse. Certains d'entre eux reçoivent, après leur maturation dans la moelle, une différenciation particulière au niveau de la glande thymique. Appelés « lymphocytes T », leur rôle se distingue des lymphocytes non différenciés ou lymphocytes B.

Le contact des cellules T avec un antigène stimule leur croissance et leur prolifération aux termes desquelles certaines deviennent directement toxiques ou « cytotoxiques » vis-à-vis de l'étranger. D'autres lymphocytes T sécréteront des substances appelées « lymphokines » qui battent le rappel de toutes les cellules impliquées dans la réponse immunitaire. Quelques lymphokines peuvent aussi être des attaquants directs ou provoquer la sécrétion d'interféron, substance que nous étudierons plus loin.

Pour conserver le souvenir de cette lutte, d'autres lymphocytes T se métamorphosent en lymphocytes à mémoire et ont une durée de vie extrêmement longue, allant de plusieurs mois à plusieurs années, pérennisant ainsi notre immunité et permettant une riposte plus rapide vis-à-vis de l'antigène vite reconnu et ainsi démasqué.

Les lymphocytes B qui subissent leur cycle entier de maturation et différenciation dans la moelle osseuse, sans passer par le thymus, ont une durée de vie assez courte, de trois à cinq jours. Transformés en plasmocytes, ils interviennent dans le combat par l'intermédiaire des armes très sophistiquées que constituent les immunoglobulines et que l'on peut doser sous forme d'anticorps sanguins.

Classées en types A, G, M, D ou E les immunoglobulines sont des glycoprotéines, piliers de notre immunité humorale qui complète l'immunité cellulaire que nous venons de décrire. Les immunoglobulines M sont les premières à apparaître. Leur dosage sanguin permet de déterminer l'ancienneté de la maladie. Les immunoglobulines G ou gammaglobulines jouent un rôle plus important et plus durable ce qui motive leur utilisation à des fins thérapeutiques essentiellement préventives. Ces dernières favorisent le contact entre les macrophages, cellules qui digèrent littéralement les intrus, et les germes. Elles participent par ailleurs à la formation du complexe antigène-anticorps qui attire les différentes séquences du complément pour aboutir à la destruction de la cellule-cible.

Les macrophages constituent le résultat final d'une lignée de cellules nées dans la moelle osseuse, véhiculées dans le sang jusqu'aux tissus. Grâce à leurs deux propriétés de « phagocytose », ou digestion, et de sécrétion, ils s'inscrivent dans les réactions inflammatoire et immunitaire. Ils nettoient les lieux du combat des restes blessés ou vivants des germes.

Les globules blancs ne sont pas directement compétents dans la réponse immunitaire. En revanche, ces cellules ont un rôle de défense primaire et mécanique pour tenter de stopper et de digérer les particules étrangères. Le système du complément représente avec les immunoglobulines l'élément essentiel de l'immunité humorale. Il s'agit de l'ensemble d'une vingtaine de protéines circulant sous forme inactivée dans le sang. Celles-ci peuvent être activées par la voie classique des immunoglobulines M et G ou par la voie des toxines microbiennes. Après cette transformation, les cellules infectieuses sont directement détruites. Par ailleurs, le complément assume un rôle majeur dans l'inflammation.

Tous ces phénomènes, successivement ou simultanément impliqués, sont donc essentiels dans la lutte contre l'infection herpétique. Dans ce cas, l'immunité humorale, qui met en jeu les immunoglobulines et le complément, joue pour une moins large part que l'immunité cellulaire puisque peu de virus survivants se trouvent en dehors des cellules parasitées. Nous nous intéresserons seulement à l'herpès virus simplex bien que le schéma de la réponse immunitaire soit sensiblement identique pour tous les herpès virus.

Ce virus possède la particularité de persister dans l'organisme en dehors des poussées et cela dès la primo-infection. Exemple assez saisissant de virus vivant jusqu'à quatre-vingts ans chez l'homme, l'herpès va pénétrer dans notre corps dès les premières années de notre vie et demeurer en nous jusqu'à notre mort.

Nous n'avons pas de réponse humorale toute prête lors de la primo-infection. Nous ne possédons donc aucune immunoglobuline G limitant ou interdisant la dissémination du virus car nous ne sécrétons que des immunoglobulines M qui sont les premiers témoins du contact herpétique. A moins de bénéficier d'anticorps transmis par notre mère à notre naissance, les ravages du virus sont assez importants lors de ce premier contact. Plus tard les immunoglobulines que nous fabriquons ont beaucoup de peine à atteindre le virus qui séjourne toujours à l'intérieur du cytoplasme même de nos cellules. Seule l'immunité cellulaire à lymphocytes T a une action efficace sur le virus expliquant que, lorsque celle-ci est déficiente, les rechutes sont nombreuses.

Après la primo-infection, le virus se localise dans les ganglions sensitifs nerveux correspondant à la région infectée, ganglion du trijumeau pour une infection par la bouche, ganglions sacrés pour une infection génitale. Le virus reste latent, probablement sous forme d'ADN viral, dans la cellule nerveuse. Aucun des mécanismes précis expliquant les périodes de latence du virus n'est connu à l'heure actuelle. A cette période, nos systèmes d'immunité cellulaire et humorale ne peuvent agir que très difficilement sur ce virus devenu invisible.

En revanche, certains facteurs déclenchants des récidives sont observés, tels que la fièvre, la fatigue, les contrariétés émotionnelles, les rayons ultraviolets, les règles, le traumatisme d'un nerf... Le virus migre alors à partir du ganglion nerveux et provoque les lésions herpétiques à l'endroit ou au voisinage de la primo-infection.

L'homme est le seul être vivant qui puisse ainsi conserver le virus herpès simplex dont nous savons la très grande fragilité. Pour pouvoir pénétrer dans l'organisme, le virus doit obligatoirement traverser la barrière cutanée et muqueuse. Ne pouvant pas se mouvoir tout seul, il passe directement dans la circulation lymphatique qui assure sa diffusion dans le corps entier. Cependant on ignore si l'existence d'une petite irritation ou d'une légère blessure au niveau des muqueuses ou de la peau est nécessaire pour ce passage. La virémie correspond au stade d'extention dans l'ensemble du système circulatoire.

L'homme possède une immunité naturelle qui existe avant toute atteinte et une immunité acquise qui, comme nous l'avons vu, se développe après le premier contact de l'organisme avec le virus.

L'immunité naturelle comporte une première ligne de défense, véritable barricade de la nature permise grâce à l'existence de facteurs mécaniques et chimiques constitués par :

– la peau;
– la muqueuse;
– les sécrétions;
– les enzymes, etc.

La peau est un barrage continu qui ne peut être franchi en théorie que lorsqu'il existe une excoriation, une brûlure, une plaie... Les sécrétions sébacées (graisseuses), sudorales (sueur), les dépôts de cellules mortes contribuent à renforcer la lutte contre la pénétration virale.

La muqueuse est une couche cellulaire encore plus fine, plus fragile. L'humidité et la température de 37 °C qui y règnent facilitent la multiplication des virus adaptés à l'homme.

Le mucus et les cils vibratiles des voies aériennes limitent la pénétration des germes. De même que les larmes nettoyant les yeux et que les sécrétions digestives des intestins, ces propriétés des tissus respiratoires constituent une arme efficace pour faire refluer les agresseurs éventuels.

De plus ces sécrétions comportent des facteurs chimiques actifs. La salive contient des enzymes qui détruisent les virus ainsi que les bactéries. L'acidité du suc gastrique est, elle aussi, efficace. Les larmes possèdent un facteur antiviral naturel, le lysosyme et des immunoglobulines A que l'on retrouve aussi au niveau intestinal.

Lorsque ces barrières naturelles sont débordées, ce qui arrive somme toute assez fréquemment, les attaquants doivent faire front à une seconde ligne de défense constituée par :

– des facteurs cellulaires;
– le système du complément;
– l'interféron;
– des facteurs physiques tels que la fièvre;
– enfin des facteurs immunitaires.

Les facteurs cellulaires correspondent à l'ingestion et à la digestion des particules virales par un certain type de globules blancs qui sont les polynucléaires neutrophiles et par les macrophages agissant pour leur propre compte. L'activité des poynucléaires est maximale lorsque le virus est en dehors de la cellule, tandis que celle du macrophage survient lorsque le virus est à l'intérieur de la cellule. Ces derniers sont donc mieux armés contre l'herpès simplex. La rencontre entre macrophages et virus s'effectue en général un peu au hasard tant que l'immunité cellulaire et en particulier lymphocytes T et lymphokines ne sont pas mis en jeu pour une alerte spécifiquement adaptée. Dans le cas qui nous intéresse, le système du complément, par sa seconde voie d'activation grâce aux toxines microbiennes, intervient peu.

L'interféron est une protéine qui n'est synthétisée par la cellule humaine que lors de la pénétration virale dans la cellule. Cette substance est alors diffusée dans le milieu cellulaire et stimule l'état de défense antivirale naturelle des cellules non infectées situées à distance. De nombreuses études ont été entreprises dans l'utilisation thérapeutique de l'interféron au cours des maladies malignes comme le cancer, mais le recul actuel ne semble pas suffisant pour juger avec objectivité de l'avenir potentiel d'une telle méthode. On connaît deux grands groupes d'interféron dont le premier [1] est synthétisé par les fibroblastes et par les globules blancs stimulés. Le second groupe, ou interféron gamma, est produit par les lymphocytes B et T et possède une activité anticancéreuse prédominante.

La fièvre représente le premier moyen de défense de l'organisme contre l'infection virale. Toutes les études expérimentales concordent à montrer qu'un virus possède un taux optimal de multiplication autour de 37 °C. Dès que la température du patient s'élève, le rendement de production virale est affecté très nettement.

Lorsque l'infection est enfin déclarée, le virus herpétique s'étant développé malgré les obstacles précédemment décrits, l'élimination de celui-ci nécessite la mise en route des réponses immunitaires humorale et cellulaire, autrement dit de l'immunité acquise dont nous avons brossé un rapide tableau au début de ce chapitre.

Que la maladie herpétique se soit révélée ou non, l'élimination de l'agresseur laisse automatiquement sa trace dans la mémoire immunologique des lymphocytes. Cela permet à l'organisme de s'opposer plus ou moins efficacement à une réinfestation ou à une rechute. Les anticorps sont dosés dans le sang, de sept à quinze jours

---

1. Interféron alpha : globules blancs. Interféron bêta : fibroblastes. Tous deux sont synthétisés lors de l'agression virale, sans être spécifiques d'un type de virus particulier.

après l'introduction du virus, et atteignent en deux à trois semaines un taux maximal pour persister pendant une durée et selon une valeur variables. Ceux-ci sont en premier lieu constitués par la classe des immunoglobulines M peu à peu remplacées par des immunoglobulines G dans les six à huit semaines suivant la primo-infection.

Se fixant sur les virus, ils permettent à la voie classique du complément de se mettre en fonction et attirent polynucléaires et macrophages facilitant ainsi leur travail de digestion virale.

A côté des immunoglobulines M et G, les immunoglobulines D sont spécialisées dans les défenses des muqueuses au niveau des points de pénétration de l'herpès.

En tuant les cellules contaminées, les lymphocytes T cytotoxiques sont actifs dans la lutte intracellulaire. Leur action est renforcée par celle d'autres cellules qui stimulent, directement ou par l'intermédiaire des lymphokines, macrophages et interféron. Tout ceci peut aussi entretenir une réaction inflammatoire au voisinage des cellules infectées. La traduction en est parfois l'apparition de cicatrices disgracieuses.

L'immunité cellulaire transparaît comme le principal agent protecteur des récidives herpétiques. En effet malgré l'existence de taux d'anticorps circulants, les médicaments inhibant l'activité lymphocytaire, en particulier au cours de traitements préparant à une greffe d'organe, favorisent les rechutes. Ceci intervient avec d'autant plus de gravité chez l'enfant qui a été moins souvent en contact que l'adulte avec l'herpès ou tout autre germe infectieux. L'adulte, gardant de nombreux lymphocytes à mémoire, est en règle générale moins menacé.

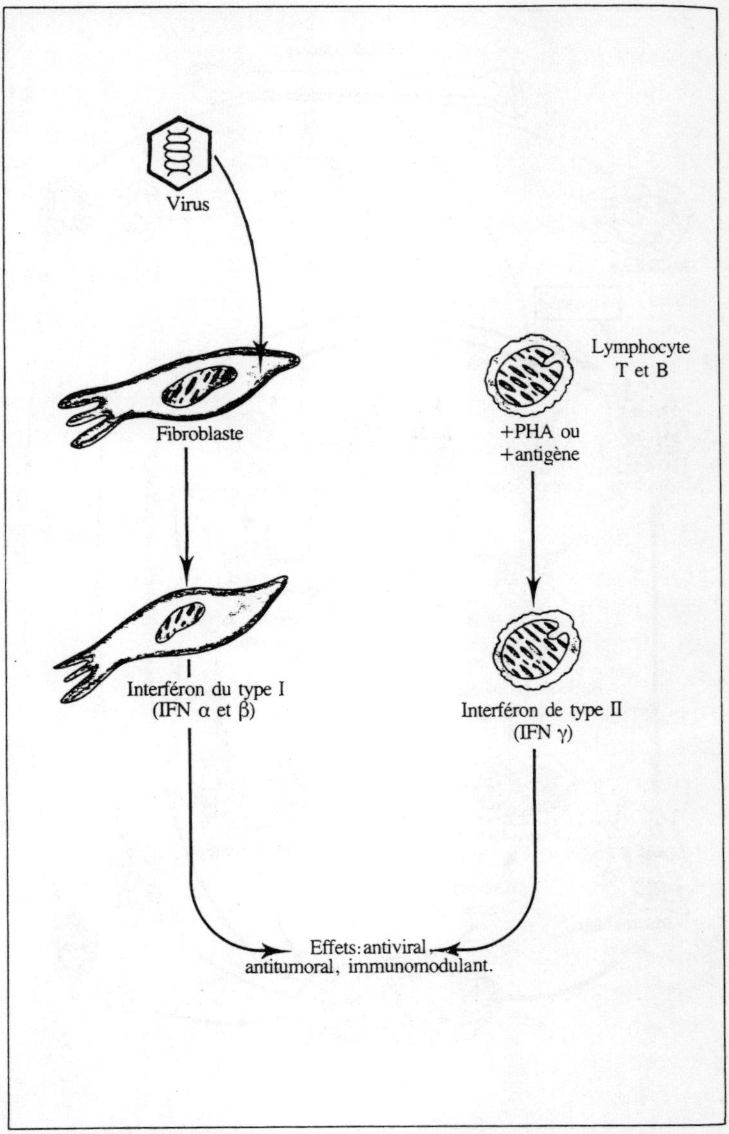

Les différents types d'interféron.

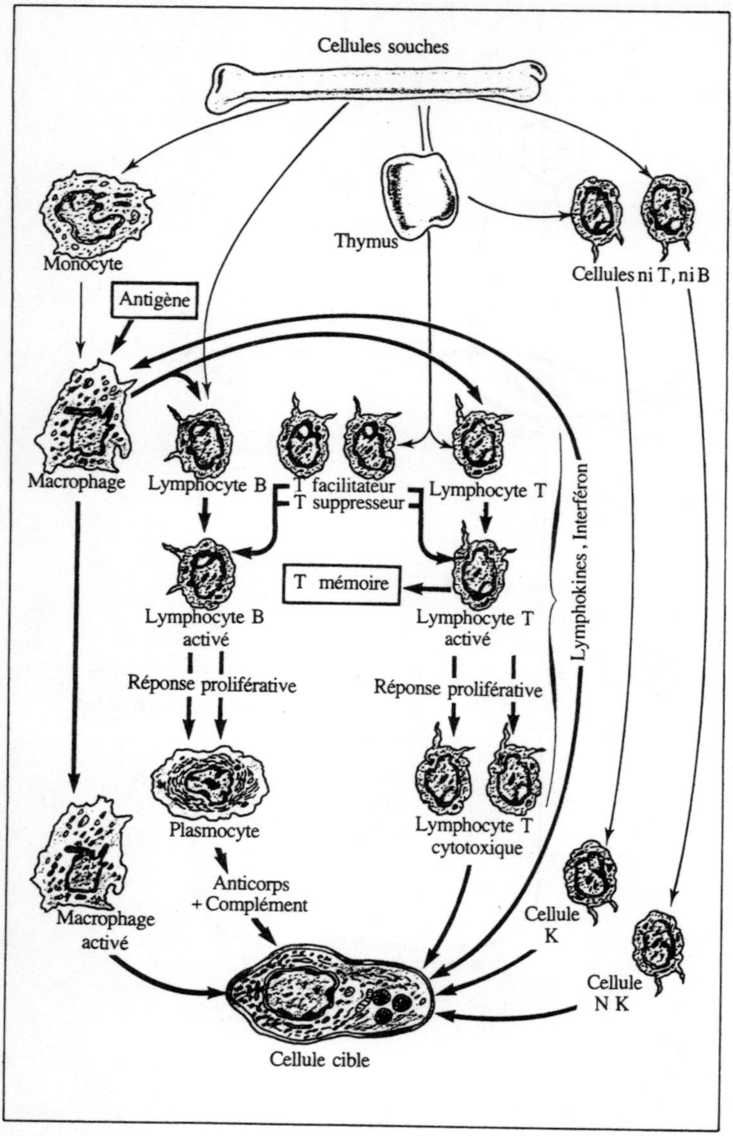

Les trois phases de la réponse immunitaire.

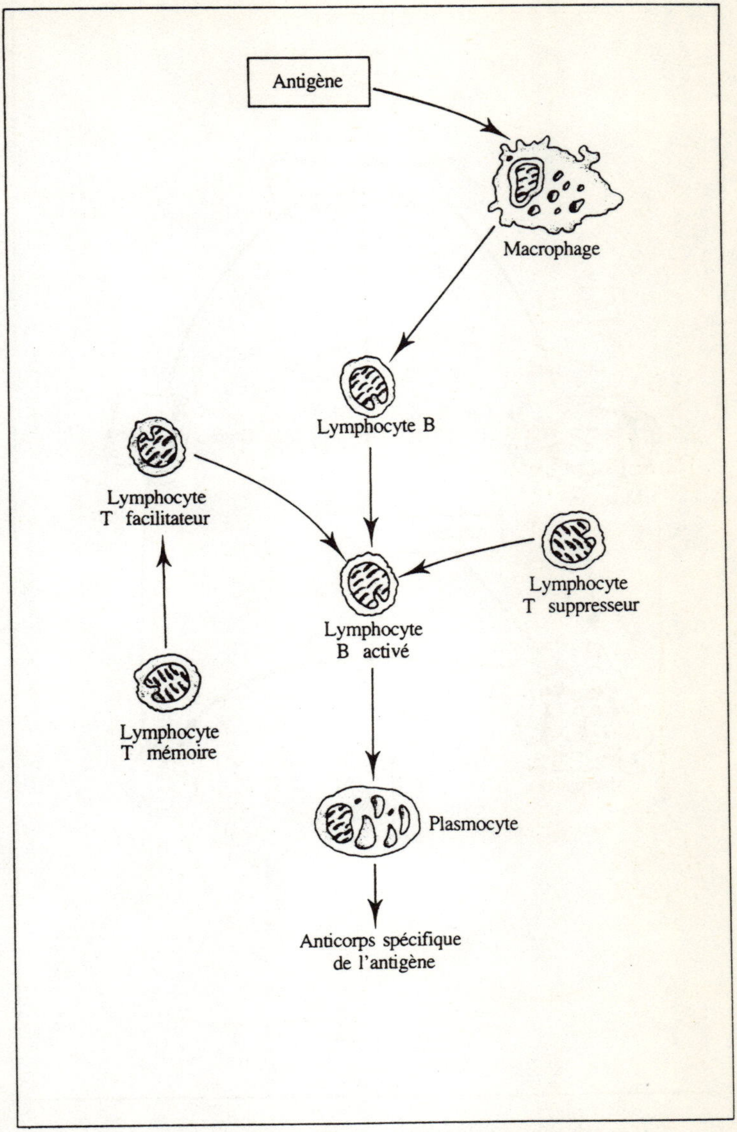

Conséquences de l'activation des lymphocytes B.

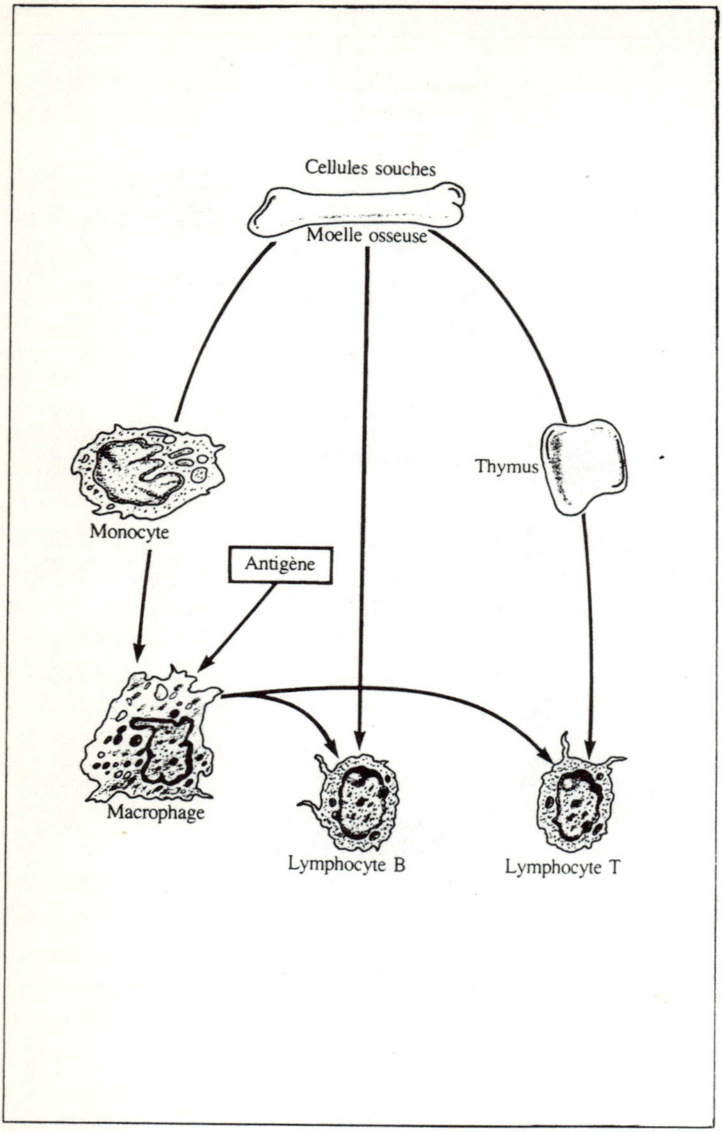

La phase de reconnaissance et d'induction de la réponse immunitaire.

8.

L'HERPÈS CUTANÉO-MUQUEUX

Forme la plus courante de l'herpès, l'herpès cutanéo-muqueux touche bon nombre d'individus et désespère autant les médecins que leurs patients. Ces derniers manifestent une impatience croissante devant l'impuissance de la médecine classique. Mais avant d'aborder un tel sujet, la certitude diagnostique est fondamentale. En effet c'est quotidiennement que l'on découvre, chez des patients qui pensaient avoir un herpès, une autre maladie de peau. L'erreur vient parfois du médecin traitant, car dans le domaine de la dermatologie les affections sont multiples, se ressemblent souvent entre elles et tendent beaucoup de pièges diagnostiques, même pour les dermatologues.

Pour obtenir le droit d'exercer cette spécialité, à première vue relativement étroite, il est nécessaire du reste de prolonger les études de médecine de trois ans de temps plein à l'hôpital et à la faculté (sanctionnées par un concours national délivrant le certificat d'études spécialisées en dermatologie). Cela explique l'indulgence qui est de mise vis-à-vis du médecin généraliste. En revanche, ce dernier ne doit pas hésiter à confier son patient à un dermatologue pour reprendre le problème à la base. Les confusions les plus fréquentes ont lieu pour les mycoses [1], qui peuvent, en surface, lorsqu'elles sont irritées, présenter des petites vésicules ressemblant à celles de l'herpès. De même, l'eczéma sous toutes ses formes, certains cas limités de zona ou d'aphtose peuvent simuler un herpès. Nous consacrons un chapitre aux autres maladies de peau causées par des virus. Mais plus souvent la famille, les amis ou les collègues de travail se chargent du diagnostic d'herpès. Malheureusement, comme en France l'herpès n'a pas une mauvaise réputation, on ne s'en méfie peut-être pas suffisamment. Lorsqu'on a une atteinte quelconque, on la met alors malencontreusement sur le compte de virus et on la néglige. Hélas, cette petite plaie de la lèvre qui n'arrive pas à cicatriser peut être un cancer qui, opéré à son tout début, aurait guéri complètement et immédiatement. La petite marque sur la verge, indolore et insignifiante, qui disparaît toute seule au bout de quelques semaines était sans doute une syphilis qu'on aura essaimée impunément!

Dans le public, certaines maladies alarment plus que d'autres, et cela un peu au gré des modes. Au début du siècle, la syphilis faisait trembler les familles bien-pensantes, puis ce fut au tour de la tuberculose – jusqu'aux années 50 – à laquelle succéda le cancer, rançon de l'allongement de l'espérance de vie et de certains facteurs de l'environnement qui ne sont pas tous encore connus. Actuellement on parle beaucoup de l'herpès principalement dans les magazines féminins, mais aussi dans le reste de la grande presse, si bien que tout un chacun croit vite que sa petite maladie de peau n'est autre qu'une atteinte herpétique. C'est alors que

1. Mycose : affection de la peau le plus souvent causée par un champignon transmis par un animal.

« ceux qui savent » font donner libre cours à leur ingéniosité thérapeutique à grands renforts de « recettes de bonne femme » tirées des almanachs de nos campagnes! Par-dessus le marché, de nombreux livres de vulgarisation, proposant des traitements à réaliser soi-même, risquent d'accélérer le processus. Certaines catastrophes sont parfois évitées et récupérées grâce aux pharmaciens, puis, de là, grâce aux généralistes et en dernier ressort grâce aux dermatologues. Pour tenter d'éliminer tous ces tâtonnements et ce temps perdu, nous vous livrons une description détaillée de ce qu'est une poussée d'herpès au niveau de la peau. Nous réservons l'herpès génital et de la grossesse pour la suite.

L'éruption cutanée de l'herpès se caractérise par des rougeurs sur lesquelles apparaissent des petites saillies remplies de liquide ou vésicules. C'est ce qu'on appelle une « éruption érythémato-vésiculeuse ». Ceci élimine toutes les excroissances cutanées comme les verrues ou les végétations vénériennes. De plus, cette éruption est toujours précédée de petits symptômes significatifs, elle intervient toujours au même endroit avec le même aspect et les mêmes signes d'accompagnement. Elle se déroule en une seule poussée.

Avant l'éclosion de l'herpès

Les médicaments locaux sont le plus souvent actifs à ce stade, pouvant même stopper le déroulement de la poussée, les virus n'ayant pas encore entamé leurs cycles de multiplication. C'est pourquoi il faut attacher beaucoup d'importance à cette première phase.

Au lieu même de l'éruption, surviennent des sensations particulières, telles que démangeaison, brûlure locale, fourmillements, parfois encore des douleurs plus intenses. Voici l'exemple d'une jeune femme ayant brutalement présenté sans raisons précises des douleurs à type de sciatique au niveau de la jambe droite. L'examen, relevant des anomalies des réflexes ostéo-tendineux, correspondait bien aussi à une sciatique. Aucun traitement n'arrivait à soulager cette patiente qui fut contrainte à s'aliter pendant quelques jours. Les radiographies de la colonne vertébrale dorso-lombaire ne montrèrent aucune altération des disques intervertébraux, alors que c'est le cas inverse le plus souvent pour une sciatique. Les spécialistes consultés et perplexes allèrent jusqu'à échafauder des hypothèses multiples sur l'instabilité de sa charnière lombo-sacrée, hypothèses d'autant plus périlleuses que les crises survenaient en dehors de tout effort mettant en jeu la colonne vertébrale. Cette jeune femme présentait, à ces moments-là, une fatigue et une nervosité plus marquées. Lasse de la rhumatologie officielle hospitalière et universitaire, notre jeune patiente s'en alla consulter un chiropracteur, formé comme il se doit dans une école d'outre-Atlantique dans laquelle on enseigne des théories philosophico-physiologiques qu'on associe à quelques trucs de rebouteux! Quoi qu'il en soit, après quelques manipulations, cette jeune femme ne fut pas améliorée et vit apparaître à chaque crise de magnifiques lésions d'herpès tout à fait typiques. Il s'agissait donc d'un herpès ne se manifestant qu'au niveau des racines nerveuses et n'atteignant pas la peau, peut-être grâce à une bonne immunité de la patiente. Ce sont les manipulations qui ont finalement provoqué l'éclosion cutanée et ont enfin apporté la solution à cette cuisante énigme. Dès l'apparition des vésicules sur le trajet du nerf sciatique, les douleurs se calmaient. Nous avons entrepris un traitement de stimulation immunitaire et des infiltrations péridurales d'un mélange d'un anesthésique local [1] et d'immunoglobulines [2] et cela avec succès. Au bout de quelque temps, les crises ont disparu ainsi que l'éruption. Est-ce une guérison naturelle ou bien obtenue par la stimulation immunitaire et l'action des immunoglobulines orales ? Cette question restera sans réponse.

Ce cas de sciatalgie est assez exceptionnel. En revanche, des migraines survenant toujours au même endroit ou des douleurs thoraciques pouvant être à tort considérées comme des crises d'angine de poitrine, voire même comme une menace d'infarctus du myocarde, ne sont pas rares.

Les sensations douloureuses sont parfois remplacées par une extrême fatigue. Certains sujets se couchent très tôt, sûrs de se réveiller le matin avec une lésion d'herpès ayant fleuri dans la nuit. Chaque herpétique connaît bien tous ces symptômes qu'il est toujours enrichissant de remarquer.

Pendant l'éruption

Le siège de l'éruption, comme nous l'avons vu, est toujours le même et correspond en général à celui de la primo-infection. Il s'agit d'un seul et même côté. En effet, entre chaque récidive, le virus se trouve toujours à l'intérieur des nerfs sensitifs périphériques et des ganglions nerveux correspondant à la zone cutanée ou muqueuse touchée par l'herpès. Le virus de type I reste

1. Anesthésique local : lignocaïne.
2. Immunoglobulines herpès-zona-varicelle du Centre national de transfusion sanguine.

au niveau du ganglion de Gasser siégeant à l'endroit des premières vertèbres cervicales et le virus de type II reste au niveau des ganglions sacrés situés dans le sacrum. Lors des récidives, le virus migre le long du nerf jusqu'à la peau ou à la muqueuse. Des virus ont été retrouvés expérimentalement dans des broyats de ganglions ou dans des sections de nerf.

Cette éruption est d'aspect érythémato-vésiculeux et passe par trois stades :

– le *stade érythémateux*, constitué de plaques roses ou rouges, arrondies ou ovalaires, légèrement saillantes à la palpation;

– le *stade vésiculeux*, caractérisé par l'apparition sur les plaques, en douze à vingt-quatre heures, de petites saillies vite transformées en vésicules, au nombre de 6 à 12 éléments, contenant un liquide clair et transparent, et qui rapidement confluent en une bulle à contour polycyclique;

– le *stade de dessèchement et de croûte*, survenant au bout de quatre à six jours. Le liquide se trouble, les vésicules se dessèchent, une croûte généralement brunâtre apparaît et tombe vers le huitième ou le dizième jour.

Pendant ces trois étapes, on observe toujours un ganglion légèrement douloureux, situé au niveau sous-angulo-maxillaire pour un herpès de la lèvre, au pli de l'aine pour un herpès génital ou anal.

La douleur s'atténue avec l'apparition des vésicules. Au moment où celles-ci sont les plus nombreuses, une poussée de fièvre peut survenir, réaction de défense efficace de notre organisme contre la multiplication virale.

Tout cela se déroule en une seule poussée qui dure en tout huit à dix jours et ne laisse aucune trace ni séquelle au niveau de la zone d'éruption. Cependant l'herpès laisse parfois une cicatrice lorsque les lésions s'infectent par un grattage intempestif ou à cause de l'application d'un produit inutile. Ceci peut favoriser l'apparition de pus et évoluer vers la constitution d'un impétigo qui nécessite la prescription d'un antibiotique. A longue échéance, lorsque ces erreurs se renouvellent, il n'est pas rare de voir survenir des cicatrices très disgracieuses.

En dehors de l'œil et des régions génitales qui font l'objet de chapitres distincts, les zones habituellement touchées par l'herpès sont la lèvre et le visage, le thorax, la fesse et la région anale, le pharynx, enfin les doigts.

– Sur le visage, l'aspect en « boutons de fièvre » est très classique, ce qui est rarement interprété comme de l'herpès par les sujets atteints. Chez l'enfant, les vésicules sont parfois très larges et s'infectent très rapidement (se méfier des ongles longs et sales). C'est pourquoi on peut les confondre avec un impétigo chez l'enfant scolarisé, ou avec un eczéma. Sur la joue, les lésions peuvent devenir franchement bulleuses. Chez l'homme, on peut évoquer une banale folliculite survenant après le rasage.

– Sur le thorax, la confusion avec un zona est possible. Cependant celui-ci en principe ne récidive pas et persiste pendant plus de dix jours, entraînant fréquemment des cicatrices.

– Sur la fesse et au niveau de la région anale, la phase prééruptive s'accompagne très souvent de douleurs dans les jambes, le long du nerf sciatique. Ces douleurs sont parfois rythmées par les règles chez la femme, mais peuvent aussi survenir à n'importe quel moment du cycle. Dans cette localisation, plusieurs « bouquets » peuvent éclore l'un après l'autre en quelques jours et récidivent toujours sur la même zone. La région anale et périanale est de plus en plus souvent touchée par l'herpès. Ce phénomène provient soit de rapports sodomiques homosexuels ou hétérosexuels, soit d'une autocontamination à partir d'une lésion de la région génitale, quel que soit le sexe. Ces lésions génitales doivent toujours être laissées au sec, manipulées le moins possible. A chaque soin, les mains sont bien lavées, l'utilisation de serviettes de toilette distinctes pour l'hygiène des zones génitales et anales, ou si possible celle de serviettes jetables, est souhaitable.

– Sur le pharynx, l'herpès réalise un tableau d'angine, très douloureuse, avec une sérieuse altération de l'état général liée à la difficulté de s'alimenter et aux accès de fièvre. Des érosions recouvertes d'un enduit grisâtre ou jaune envahissent le voile du palais, les piliers et les amygdales. Cette angine peut ressembler à celle induite par le virus coxackie qui, elle, ne récidive pas.

– Sur les doigts, les atteintes réalisent des aspects souvent trompeurs. Parfois elles évoquent un panaris, traité en vain à coups d'antibiotiques ou, pire, incisé, geste qui est catastrophique pour la cicatrisation tardive. Il existe quatre types d'herpès digital. Le plus classique réalise des vésicules typiques. Le second aspect constitue une pulpite, c'est-à-dire une phalange à la peau rouge, chaude et gonflée. En troisième lieu, il s'agit d'une atteinte quasi professionnelle : elle survient chez des infirmiers, des médecins ou des dentistes dont les doigts séjournent longtemps dans la bouche de leurs patients. C'est alors que trois à sept jours après, on voit apparaître sur l'extrémité du doigt une rougeur douloureuse et des vésicules qui confluent ensuite sur la main et se transforment en huit à quinze jours en de grandes bulles. La douleur causée est très vive et s'associe à une inflammation des canaux lymphatiques, ou lymphangite, à des ganglions et de la fièvre, le tout évoquant la possibilité d'un panaris. En dernier, un type beaucoup plus rare, et que nous n'avons jamais observé en dix ans de clientèle, a été décrit par le professeur Degos comme « une lésion kératosique [1] », verruqueuse, peu inflammatoire.

Mais toutes ces notions cliniques resteraient insuffisantes, si nous ne tentions pas de répondre à certaines questions. Pourquoi fait-on des récidives ? Pourquoi ce virus, séquestré dans les ganglions de la colonne vertébrale, semble-t-il non seulement ignorer les anticorps antiherpétiques présents en nombre, mais aussi nos cellules immunitaires défensives ?

Parce que l'existence d'un terrain herpétique, bien que jamais démontrée, est indéniable devant de tels faits. Tandis que le mécanisme intime exact à l'origine du déclenchement de la récidive est encore inconnu, chaque herpétique connaît parfaitement son stimulus personnel. Pour l'un c'est une poussée de fièvre à la suite d'un rhume ou d'une grippe, pour l'autre une exposition au soleil [2]. Pour certaines femmes, les règles constituent le facteur déclenchant, qu'elles présentent ou non un trouble hormonal comme un déficit en progestérone, hormone sécrétée en fin de cycle. Une « pilule » adaptée peut faire disparaître de telles poussées. De nombreux autres facteurs peuvent survenir tels que les chocs

1. Kératosique : exacerbation de la corne cutanée.

2. Sans se priver de vacances au soleil, on peut conseiller l'application toutes les heures d'une crème écran total sur la zone habituelle de l'éruption ou la prise d'antipaludéens de synthèse quatre ou cinq jours avant l'exposition et à des doses plus fortes que pour la prévention du paludisme. Pour ce traitement, consultez votre médecin habituel ou un dermatologue.

physiques ou affectifs, le surmenage organique ou intellectuel et même l'ingestion de certains aliments. C'est ainsi que nous avons vu guérir un de nos amis en dehors de tout traitement. Il a simplement cessé de manger des huîtres!

Ceci a été vérifié lorsqu'il a repris, quelques mois plus tard, une douzaine de « spéciales »! Nous ne pouvons expliquer ce phénomène. Un confrère a observé la disparition d'un herpès génital chez un jeune drogué qui arrêta sa consommation de haschisch! Il existe une foison d'anecdotes toutes différentes que nous raconte chaque herpétique.

Notons cependant que le dénominateur commun, entre la fièvre, les traumatismes, les rayons ultraviolets et les règles, sont les prostaglandines, ces substances qui ont valu le prix Nobel de médecine en 1982 à trois chercheurs. Les actions de ces hormones sont multiples et en particulier leur rôle dans la constitution de l'inflammation est fondamental. Des produits comme l'aspirine et certains anti-inflammatoires agissent en inhibant les prostaglandines. Dès la phase prééruptive, l'utilisation de tels inhibiteurs des vecteurs de l'inflammation pourrait présenter un certain intérêt.

Cependant pour les patients qui ne sont soumis à aucun stress, qui s'alimentent correctement, ne boivent pas d'alcool, ne trompent pas leur femme, le mystère demeure.

Il semble pourtant assez délicat de leur conseiller de bouleverser leur vie, jouer à la bourse, faire de la politique, s'adonner à la gastronomie, draguer et tout cela dans le seul but de voir si leur herpès peut, paradoxalement, disparaître devant de telles perturbations de leur existence!

Mais il paraît indispensable de dédramatiser au

maximum la situation pour rompre ce cercle vicieux qu'entraîne l'angoisse d'une nouvelle poussée possible. La solution américaine qui consiste à se regrouper en clubs d'herpétiques, buvant et mangeant de compagnie, n'ayant des rapports sexuels qu'entre eux, conduirait à faire, à la limite, tout ce qui est interdit au cours d'une crise d'herpès. A l'inverse, d'autres groupes prêchent pour une rigueur extraordinairement coercitive qui répond à un certain puritanisme anglo-saxon. Pour l'instant, aucune étude scientifique n'a comparé les taux de récidives respectifs de ces deux types de groupe.

Heureusement, les succès des nouveaux agents antiviraux comme l'Acyclovir (bientôt commercialisé sous le nom de *Zovirax* en comprimés et en ampoules pour utilisation locale ou intraveineuse) sont encourageants. Quant aux techniques d'immunostimulation et de renforcement du terrain, elles devraient insuffler un vent d'optimisme chez les plus de 600 000 Français frappés par cette maladie désespérément tenace qu'est l'herpès récidivant! Nous examinerons en détail le problème d'une éventuelle vaccination, qui intéresse un grand nombre de nos chercheurs, dans un prochain chapitre.

9.

LES HERPÈS GÉNITAUX

C'est l'herpès génital qui préoccupe le plus nos patients et nos patientes et nous consacrons donc un chapitre entier à ses différentes manifestations. Les conséquences de cette atteinte sur le psychisme de certains sujets, particulièrement sensibles, frisent parfois la catastrophe. L'herpès génital étant parfois accusé de favoriser le cancer du col de l'utérus chez la femme, cela alourdit la charge émotionnelle qui accompagne toute maladie sexuellement transmissible. Pour les Anglo-Saxons qui n'admettent pas toujours les évidentes contaminations de l'appareil génital en dehors des rapports sexuels, l'herpès génital est considéré comme une maladie vénérienne au même titre que la syphilis, par exemple.

Comme nous l'avons déjà fait remarquer, nous ne disposons pas en France de statistiques aussi nombreuses et perfectionnées que celles des Américains ou des Anglais. Cependant nous avons pu analyser les résultats d'un laboratoire parisien (*cf.* tableaux). La répartition des cas selon l'âge des patientes nous révèle la fréquence de l'herpès génital chez les femmes âgées de moins de trente ans (*cf.* tableau I). Les différentes localisations de l'infection, qui, dans 4 % des cas, étaient uniquement anales, et l'identification des virus témoignent de la possibilité d'une autocontamination du virus de type I à partir d'une lésion située au-dessus de la ceinture ou d'une contamination au cours de rapports bucco-génitaux. L'association avec d'autres maladies sexuellement transmissibles est très fréquente. Ceci nous montre combien le seul interrogatoire du malade est insuffisant et il faut savoir que l'examen est impératif pour ne pas passer à côté d'une autre affection, en particulier d'un chancre syphilitique. Au moindre doute, le prélèvement bactériologique est étudié dans un laboratoire spécialisé ce qui permettra d'éliminer toute éventualité de l'existence associée de l'agent de la syphilis (le tréponème), d'un trichomonas ou d'un gonocoque.

On sait depuis très longtemps que les infections gynécologiques récidivantes de la femme sont liées à une baisse de l'immunité cellulaire et de l'immunité locale de la femme infectée.

C'est pourquoi, chez des patientes ayant à la fois une infection herpétique et une candidose génitales l'exacerbation de cette candidose pourrait entraîner une poussée herpétique.

La persistance des virus dans les lésions génitales est aussi bien démontrée dans les résultats que nous possédons [1]. Celle-ci correspond à la durée d'élimination du virus communément admise par tous les chercheurs et qui s'élèverait en moyenne à onze jours. Ce phénomène est dû à l'anatomie et à la physiologie propres aux muqueuses génitales. La lésion génitale reste donc infectante pendant toute la période où le virus est

1. Selon les résultats du docteur Fari : sur 56 patientes réexaminées quinze jours après le premier prélèvement, 19, soit 36 % d'entre elles étaient encore porteuses du virus.

RÉSULTATS DE L'ENQUÊTE EFFECTUÉE DANS LE LABORATOIRE DU DOCTEUR FARI

101 souches étudiées : type II (85), type I (16).

TABLEAU I

Age	*Nombre de cas*
inférieur à 20 ans	26
20 à 30 ans	32
30 à 40 ans	25
40 à 50 ans	16
supérieur à 50 ans	2
	101

TABLEAU II

Localisations			
vulve	89	vulve uniquement	34
col	64	col uniquement	13
anus	24	anus uniquement	4

TABLEAU III

Associations	
herpès isolé	19
herpès :	
– associé à une MST	39
– associé à deux MST	35
– associé à plus de deux MST	8

encore là et constitue un risque de contagion aussi bien pour le partenaire sexuel que pour un nouveau-né au moment de l'accouchement, justifiant dans ce dernier cas une césarienne qui évite la contamination de l'enfant au cours d'un accouchement normal. En revanche, pour les lésions de la peau et du visage, il n'est pas rare qu'après quarante-huit ou soixante-douze heures, si la lésion a été laissée au sec, le virus infectant ait disparu.

Par ailleurs au cours de cette étude, on a pu analyser un certain nombre des partenaires dont seulement 7 % ont eu un prélèvement positif, ceux-ci pouvant se trouver en période de latence entre deux crises ou pouvant être protégés par une excellente immunité antivirale ou l'absence d'un terrain herpétique réceptif.

En interrogeant bien les patientes, ces dernières ont pu confirmer la rareté de l'infection génitale avant la puberté, la fréquence de l'atteinte étant essentiellement liée à la multiplicité et à la pluralité des rapports sexuels. Ces derniers, lorsqu'ils sont fréquents, interviennent d'une manière à la fois directe par un apport renouvelé de virus herpétique et indirecte par les prostaglandines véhiculées dans le sperme qui inhibent la défense antivirale.

D'autre part, nous avons constaté que 10 % des femmes qui venaient consulter au laboratoire choisi dans l'étude présentaient en association une infection génitale avec pertes vaginales et une poussée herpétique en évolution.

Mais au-delà des statistiques quelque peu rébarbatives, nous allons décrire ces lésions d'herpès génital qui ont déchaîné une telle panique aux États-Unis où, chaque année, 500 000 nouveaux cas seraient diagnostiqués. Ces descriptions sont d'autant plus nécessaires que trop souvent certains croient être atteints d'herpès quand il s'agit d'une autre infection et inversement.

Quelle que soit la localisation, on assiste toujours au déroulement classique du scénario : primo-infection-latence-infections à répétition.

La primo-infection herpétique génitale

Sa définition exacte n'est pas évidente : s'agit-il du premier contact avec le virus de l'herpès, contact non obligatoirement suivi d'une lésion visible, ou bien s'agit-il des premières manifestations de l'infection herpétique au niveau des organes génitaux ? En effet, une femme dont le mari présente des poussées herpétiques ne peut, par exemple, devenir elle-même herpétique qu'après des années de vie commune. Il est évident qu'elle a abrité le virus longtemps avant de présenter les premiers symptômes de l'affection. A quel moment situer alors la primo-infection ?

Actuellement l'infection herpétique s'observe dans tous les groupes socio-économiques et affirmer, comme certains auteurs américains, que l'augmentation des cas d'herpès génital se constatant particulièrement dans les classes moyennes et supérieures de la société serait due au changement plus fréquent de partenaire sexuel est un argument qui me semble tout à fait spécieux. Les membres des autres classes sociales n'auraient-ils pas le droit d'être des échangistes ? En France, nous sommes en pleine démocratie sexuelle et de risques herpétiques !

La réaction initiale du virus vis-à-vis de la barrière muqueuse humaine est encore incomplètement élucidée. Même si des données récentes suggèrent que le virus peut rester infectieux pendant vingt-quatre à quarante-huit heures, dans certaines conditions de chaleur et d'humidité, la transmission par brouillards de germes ou par contact avec des objets susceptibles d'héberger des virus n'est probablement pas une source importante de contamination.

A ce propos, la transmission des maladies vénériennes chez les femmes homosexuelles reste en grande partie mystérieuse. Pour ma part, j'ai observé un cas de transmission du virus herpétique entre deux femmes homosexuelles par l'intermédiaire d'un vibromasseur du commerce. De nombreux travaux ont été effectués auprès des communautés d'homosexuels masculins, aux États-Unis en particulier, et qui rattachent le cytomégalovirus à la survenue d'une affection cancéreuse appelée « maladie de Kaposi ». On parle même, dans ce cas, de syndrome dysimmunitaire, soulignant une fois encore les liens entre immunité et terrain favorables à la survenue d'une telle maladie. Mais dans la grande majorité des cas, l'infection serait causée par l'introduction du virus dans une muqueuse rendue sensible soit du point de vue immunologique, soit du point de vue physique car les rapports sexuels abrasent certaines couches cellulaires.

Les premières manifestations sont toujours beaucoup plus bruyantes et plus marquées que les rechutes. Dans la moitié des cas, elles s'accompagnent de fièvre, de douleurs oculaires et de courbatures assez diffuses, comme dans le cas d'une grippe. Ces réactions générales peuvent être imputées soit à une réaction du système nerveux, soit à une production de toxines par l'organisme comme lors de toute infection virale.

S'agissant d'une région génitale, les patients viennent consulter en urgence dans un climat d'anxiété intense. Les lésions ou vésicules ressemblent à de petites cloques, parfois rompues ou ulcérées. Elles sont multiples et recouvrent pratiquement toute la région génitale des deux côtés. Tout ceci est extrêmement douloureux, contraignant parfois à garder le lit. La femme peut présenter des pertes vaginales abondantes du fait de l'extension des lésions au col de l'utérus. Ces pertes seront le plus souvent dénuées de tous germes infectieux comme le gonocoque, le candida ou le trichomonas. Cependant l'association est possible et devant toute infection génitale aiguë, il faut penser à l'herpès et dans le doute laisser la parole aux analyses médicales. Ces pertes démangent beaucoup et contiennent un grand nombre de virus. Chez l'homme aussi, en plus des lésions cutanées qui atteignent tout ou partie de la verge, un écoulement peut être associé, pouvant s'interpréter comme une simple blennoragie. Comme chez la femme, on peut retrouver dans cet écoulement des germes banals tels que des Clamydiae ou des mycoplasmes. Pour certains, la douleur est si vive, entraînant une atteinte des nerfs qui contrôlent les fonctions de la vessie, qu'une rétention d'urine peut survenir pendant la durée de la crise herpétique de primo-infection. A l'extrême, il faut même effectuer des sondages de la vessie!

Tous ces symptômes de primo-infection persistent environ deux semaines et la cicatrisation nécessite, pour être complète, une dizaine de jours supplémentaires. Pour raccourcir cette période, la prescription d'antibiotiques, en évitant la surinfection [1], est utile.

Les femmes sont beaucoup plus incommodées que les hommes, les lésions occupant une plus grande surface du

1. Rifamycine : une ampoule matin et soir en intramusculaire pendant cinq jours.

fait de leur tendance à s'ulcérer et de l'atteinte du col de l'utérus.

La primo-infection génitale est induite soit par le virus de type I, soit par le virus de type II. Quel que soit le type de virus incriminé, les symptômes et leur intensité sont identiques. Pour certains auteurs [1], les infections génitales à virus du type I récidiveraient moins souvent que celles de type II. Rappelons qu'à peu près 10 à 20 % des primo-infections sont causées par le type I et que l'acquisition d'anticorps dirigés contre l'un des deux types ne protège pas contre l'autre. Tout au plus, l'évolution pourrait être raccourcie. Cependant pour certains, il ne s'agit pas d'une vraie primo-infection.

Enfin, dans l'autre moitié des cas, les lésions de primo-infection sont légères, voire même minimes. Elles se manifestent seulement par quelques vésicules et une petite rougeur qui évoque un « échauffement » ou encore par de discrètes pertes vaginales.

Au cours de la primo-infection seulement, des complications peuvent se développer comme une méningite qui, bien que fort douloureuse et invalidante, guérira rapidement et sans séquelles. En revanche, la survenue d'une encéphalite pose bien plus de problèmes. Ces accidents ne surviendront jamais au cours des rechutes.

Dans d'autres cas, de nombreux symptômes peuvent s'associer tels qu'une constipation, des douleurs dans le bas du dos pouvant irradier vers le sciatique, des anomalies de la fonction urinaire avec une envie fréquente d'uriner, voire même l'installation brutale d'une impuissance. Les vésicules herpétiques peuvent

1. Professeur Corey de Washington (États-Unis).

secondairement se localiser à d'autres régions : cuisse, fesses, doigts de la main... Ces lésions n'apparaîtront que lors de la deuxième semaine. C'est pourquoi nous recommandons à nos patients de veiller à bien sécher leurs lésions, à bien se laver les mains après tout contact avec les zones infectées et à se méfier de toute plaie quel que soit son siège. A la suite de contacts oro-génitaux, une pharyngite (mal de gorge) peut apparaître, très douloureuse et s'accompagnant de fièvre.

L'infection herpétique génitale rédicivante

Réapparaissant toujours au même endroit de la verge ou de la vulve sur les petites ou les grandes lèvres, la récidive de l'infection herpétique ne ressemble pas à la primo-infection. Le processus de réactivation du virus s'effectue habituellement dans un seul ganglion nerveux, ce qui explique l'unilatéralité des lésions. Des signes sensitifs, annonçant l'arrivée de l'herpès, précèdent les lésions cutanéo-muqueuses. Chaque patient connaît parfaitement ces petits symptômes caractéristiques et prémonitoires tels qu'une démangeaison à l'endroit habituel de la poussée, des sensations de fourmillements, parfois même une petite montée de la température, une fatigue anormale, une nervosité excessive et inexpliquée. Le trajet du nerf sciatique peut être douloureux, évoquant une sciatique, comme nous l'avons déjà vu. Tous ces signes surviennent quelques heures ou quelques jours avant l'éclosion des vésicules qui est suivie d'une sensation de mieux-être soulageant le patient. Pendant cette période l'activité des virus est la plus intense et nécessite l'application d'un des nombreux traitements locaux disponibles (Idoxuridine dans le

DMSO, pommade à la Vidarabine, Acyclovir) associée à la prise d'un traitement en comprimés ou en piqûres. Les patients connaissent bien leur maladie et savent prendre les mesures nécessaires pour limiter ainsi les risques de contamination.

Les vésicules sont habituellement peu nombreuses, ne dépassant pas les sept ou huit et peuvent confluer en une ou deux zones ulcérées. La douleur, assez modérée, dure pendant quatre à cinq jours, mais dans le tiers des cas la poussée est indolore.

L'éventuelle rougeur s'estompe en six à sept jours et la cicatrisation est effectuée en neuf à dix jours. Le virus n'est présent que dans les quatre ou cinq premiers jours en moyenne. Au pli de l'aine, des ganglions siègent toujours des deux côtés et sont plus ou moins douloureux. Ils ne suppurent jamais, comme cela peut s'observer dans d'autres affections. Néanmoins nous devons, une fois encore, souligner la possibilité d'une maladie vénérienne qui pourrait ressembler à une poussée d'herpès récidivant, comme nous allons le voir.

Le chancre syphilitique est une perte de substance érosive (exulcération) parfaitement indolore. Au toucher protégé, le fond est dur sous le doigt. De nombreux ganglions siègent au pli de l'aine. Au moindre doute, l'analyse du prélèvement recherche le tréponème (Treponema pallidum) au moyen d'un microscope à fond noir, tandis que le diagnostic dans le sang n'est pas encore possible à ce stade de l'évolution de la syphilis.

Le chancre mou ou maladie de Nicolas Favre, qui avait presque disparu, en particulier dans nos pays, réapparaît dans certaines couches de la population. La lésion est caractérisée par une véritable ulcération douloureuse – apparaissant trois à quatre jours après un rapport sexuel infectant – et dont le fond contient du pus. Les ganglions sont très douloureux et peuvent s'ouvrir à la peau ou suppurer.

La gale peut entraîner, en plus de ses lésions extrêmement purigineuses, une éruption au niveau de la verge qui, lorsqu'elle s'ulcère, précède l'apparition de ganglions. L'examen permet de trouver les sillons caractéristiques entre les doigts, souvent absents chez les gens propres, ainsi que des lésions localisées aux fesses, sur les aréoles des seins chez la femme, la plante des pieds chez les bébés...

Parfois des blessures traumatiques ou des traces de dents très douloureuses peuvent être observées chez les amateurs de fellation sadique.

Chez la femme, tous ces diagnostics sont souvent bien plus difficiles à réaliser et la consultation d'un dermato-vénéréologue et l'appui de résultats de laboratoire permettent d'en venir enfin à bout.

Les complications de l'infection herpétique récidivante

En dehors des complications locales telles qu'une infection des lésions à la suite du grattage par des ongles sales ou de l'application intempestive d'un « produit miracle », conseillé en général par la meilleure amie, le problème psychologique consécutif à cette maladie chronique reste la complication principale. La récidive de l'herpès génital déclenche toute une série d'événements pénibles comme l'interruption des relations sexuelles, l'annulation d'un week-end à la campagne, le report d'un voyage de noces, voire pire encore!

Cela entraîne progressivement l'herpétique à modifier profondément sa propre perception de ses relations avec autrui. De plus le pessimisme de certains médecins consultés ou celui de la grande presse lui font croire à tort qu'il n'existe aucun traitement et le démoralisent sévèrement!

Plus préoccupants restent les liens non démentis entre herpès génital et cancer du col de l'utérus et qui ne sont pas encore vraiment éclaircis. Un certain nombre d'études [1] tendent à montrer que les femmes ayant un cancer du col de l'utérus possèdent une fréquence élevée d'anticorps antivirus herpétique de type II. De plus, le virus de type II est expérimentalement responsable de la formation de cancers sur des cultures de cellules et chez le hamster. Pour d'autres chercheurs, le cancer pourrait précéder et favoriser l'herpès qui n'agirait que comme un révélateur. Quels que soient les résultats futurs de tous les travaux entrepris à l'heure actuelle dans ce domaine, toute femme atteinte d'herpès génital doit faire pratiquer un frottis vaginal de dépistage tous les ans. Cette technique est très facile et à la portée de tout médecin. Lorsqu'il est convenablement interprété, le frottis vaginal peut révéler l'existence des cellules géantes aux noyaux monstrueux qui témoignent de l'infection virale.

L'isolement du virus sur culture tissulaire au laboratoire reste le test diagnostique le plus convaincant. Le prélèvement est instantanément injecté sur une culture de cellules de rein de singe ou de cellules embryonnaires humaines. Les cultures sont examinées tous les jours et sont interprétables entre vingt-quatre et quarante-huit heures environ après la mise en culture.

---

1. Selon le professeur Rawls : 88 % des femmes atteintes de cancer sont porteuses d'anticorps pour seulement 16 % des femmes indemnes.

On ne peut clore un tel chapitre sans souligner quelques mesures de prévention de la dissémination, qui reposent sur un diagnostic précis et sur une éducation sanitaire. Les patients doivent être informés de leur haute contagiosité pendant les poussées et interrompre tout rapport sexuel pendant cette période. Cela n'est pas forcément facile à faire admettre, particulièrement chez certains personnages hauts en couleur et compliqués comme nous avons l'habitude d'en rencontrer au cours de nos journées de consultations. Comme nous l'avons dit dans le chapitre épidémiologique, le préservatif masculin ne constitue pas une barrière entièrement efficace en période de grande dissémination virale et l'utilisation associée d'une gelée spermicide peut avoir une activité non négligeable sur le virus de l'herpès. Pour bien faire, tout homme devrait, lors de premières relations sexuelles avec une partenaire inconnue, mettre un préservatif dont les qualités techniques et sensitives sont tout à fait performantes à l'heure actuelle. En effet aucun individu sexuellement actif ne peut être certain d'éviter une maladie sexuellement transmissible. Ceci nécessite une information claire qui pourrait aller jusqu'à demander, sans honte de part et d'autre, si le partenaire est atteint d'herpès génital.

La virulence d'une lésion herpétique varie selon l'intensité des symptômes : une vésicule typique contient entre un et dix millions de particules virales plus ou moins complètes par millilitre, alors qu'une lésion quasi asymptomatique contient de dix à mille particules par millilitre. Hélas, parfois certaines récidives peuvent passer totalement inaperçues tout en étant contagieuses.

Permettons-nous une petite conclusion très moraliste : en Suède, modèle pour bien des observateurs, après l'échec des campagnes d'éducation sexuelle, l'amour retrouvé et fervent dès la jeunesse d'un seul homme et d'une seule femme a fait chuter spectaculairement la fréquence des maladies sexuellement transmissibles. Voilà une illustration du « paradis » suédois assez inattendue!

10.

HERPÈS ET GROSSESSE

Parallèlement à l'accroissement du nombre d'atteintes herpétiques dans l'ensemble de la population, on assiste à l'apparition plus fréquente de cette affection chez les nouveau-nés après la naissance.

Ces derniers sont le plus souvent touchés par le virus maternel. Dans un certain nombre de cas, il peut s'agir d'une transmission par un membre de la famille, du personnel soignant, voire par un autre enfant côtoyés lors du séjour dans la nursery de l'hôpital ou de la clinique.

A ce sujet, les statistiques demeurent très imprécises. La fréquence de la maladie herpétique du nouveau-né est estimée à 1 cas pour 7 500 naissances aux États-Unis, ce qui, rapporté à la France, donnerait un chiffre approximatif relativement faible de 100 atteintes par an. Une autre donnée, française celle-ci, évalue cette prévalence à 1 cas pour 30 000 naissances, mais là aussi c'est très certainement sous-estimé.

Une étude lyonnaise récente [1] montre tout de même une recrudescence de l'herpès au cours de la grossesse. Sur un échantillon témoin de 144 femmes normales

1. Docteur Gennevois, université Claude-Bernard, Lyon.

comparé à un échantillon de 124 femmes enceintes, le pourcentage d'infection herpétique de type I passe de 12,5 % dans le premier groupe à 22 % dans le second, et celui de l'infection de type II passe de 2 % à 16 %. Par ailleurs sur 127 femmes maghrébines vivant en France 99 % étaient déjà infectées tant par le virus de type I que par celui de type II.

La gravité de l'atteinte du nouveau-né est liée au fait que celui-ci ne possède aucune défense immunitaire pour le protéger contre la dissémination virale. Cette dernière provoquera des dégâts majeurs entraînant une mortalité de 50 % et un taux de séquelles très important chez les survivants.

Entre deux et douze jours après l'accouchement, les premiers signes surviennent soit de façon localisée (avec quelques lésions cutanées ou conjonctivales), soit de façon disséminée et dramatique. En plus de ces lésions, riches en virus, qui s'étendent sur toute la surface cutanée du corps, s'ulcèrent et s'infectent, une atteinte oculaire peut évoluer rapidement. Le risque majeur est celui de l'apparition d'une encéphalite, avec convulsions, modifications du tonus et coma. La septicémie enfin qui atteint tous les organes est redoutable.

Les lésions cérébrales sont à l'origine d'environ 80 % des décès. Heureusement grâce à l'emploi de la Vidarabine et de l'Acyclovir, la lutte contre ces complications est devenue plus efficace et a réduit spectaculairement ce taux à 10 % pour les encéphalites et à 50 % pour les septicémies [1]. Dans la majorité des cas, le virus en cause est celui de type II et provient d'une contamination par la mère au moment de l'accouchement, tandis que lors

1. Statistiques du service de neuro-pédiatrie de l'hôpital Saint-Vincent-de-Paul à Paris (Prs Arthuis et Ponsot).

de l'infection de type I la contagion a eu lieu après la naissance par contact avec des adultes ou des enfants infectés.

Seule la prévention peut résoudre ce grave problème. Celle-ci doit être effectuée auprès de la femme enceinte réceptive, auprès du nouveau-né au cours de l'accouchement par voie naturelle où le risque de transmission de l'herpès maternel est majeur, enfin après la naissance.

Cependant la contamination pendant la grossesse est extrêmement rare. Elle est alors provoquée soit par une primo-infection génitale particulièrement grave avec atteinte du col de l'utérus et du placenta par voie ascendante, soit à la suite d'une septicémie virale qui est vraiment exceptionnelle. Il en résulte presque toujours un avortement spontané d'un embryon ou d'un fœtus malformé. L'infection fœtale pourrait entraîner des malformations, mais il n'existe aucune statistique ni aucun travail scientifique valable à ce sujet.

Ceci implique qu'au cours de la grossesse, toute femme enceinte doit systématiquement éviter toute relation sexuelle avec un homme présentant ou ayant présenté des poussées d'herpès génital. Cette mesure est très importante et exclut l'utilisation du préservatif qui ne peut en aucun cas assurer une protection suffisante vis-à-vis de l'herpès.

Lorsque la patiente est atteinte d'herpès récidivant, sachant qu'elle a développé dans certaines circonstances des crises tant au niveau génital que buccal, elle peut subir de nouvelles rechutes pendant sa grossesse. L'accouchement normal par voie basse n'est alors autorisé qu'en dehors de toute poussée cliniquement visible ou lorsque la recherche du virus par culture ou par frottis dans le mois précédant l'accouchement est négative.

Pour certains médecins, ces analyses sont pratiquées systématiquement dès le septième mois de la grossesse.

Lorsqu'il s'agit d'une primo-infection certaine, c'est la date de survenue qui détermine l'attitude thérapeutique. La preuve de cette primo-infection est obtenue par la découverte des immunoglobulines M et la montée des anticorps sanguins dans deux prélèvements réalisés à deux semaines d'intervalle. Dans certains cas, le premier dosage ne révélera aucune trace d'anticorps alors que le second les mettra en évidence nettement. C'est le phénomène dit de « séroconversion » caractéristique de toute primo-infection virale. Si cette dernière a lieu au cours des trois mois précédant l'accouchement, le recours à la césarienne est impératif. En revanche, si celle-ci s'est déclarée pendant les deux premiers trimestres de la grossesse, une surveillance biologique efficace suffit à la décision. L'examen sanguin doit être systématiquement entrepris toutes les semaines ou toutes les deux semaines et ceci à partir du septième mois. Si les résultats sont négatifs, attestant qu'il n'existe aucune récidive en évolution, l'accouchement par les voies naturelles est possible avec un moindre risque.

Lorsque cette dernière méthode a été décidée, certaines mesures sont obligatoirement respectées :

– touchers vaginaux limités en nombre;

– ne pas poser d'appareil sur le fœtus à l'intérieur des voies génitales;

– badigeonnages systématiques de la région vulvo-vaginale et du col de l'utérus par des désinfectants adaptés;

– pour certains, application de gouttes oculaires d'un agent antiviral tel que l'Idoxuridine chez le nouveau-né dès la naissance et tout au long du séjour à la maternité.

Dans la pratique, le médecin accoucheur doit néanmoins pouvoir faire face à plusieurs situations.

En premier lieu, il s'agit d'une patiente qu'il n'a pas suivie, qu'il ne connaît pas et qui ne peut le renseigner sur l'éventualité d'une affection herpétique antérieure. Constatant à l'examen clinique des lésions génitales évocatrices, le recours à la césarienne est indispensable, qu'il s'agisse d'une primo-infection ou d'une récidive. Cette méthode doit être nécessairement pratiquée dans les six à huit heures suivant la rupture prématurée de la poche des eaux. En effet, passé ce délai, la contamination du fœtus est plus que certaine.

En second lieu, la patiente fait part d'une histoire assez cohérente d'herpès génital à répétition mais il n'existe pas à ce moment précis de lésion cliniquement visible. L'accouchement par voie basse est envisagé à condition de suivre parfaitement les précautions que nous avons décrites plus haut.

Après la naissance, quelle que soit la technique utilisée, le nouveau-né d'une femme qui présentait des lésions tant d'herpès génital que bucco-facial est isolé des autres enfants de la maternité. La mère peut s'occuper de son bébé, mais elle aussi doit être écartée des autres patientes et mise dans une chambre seule pour éviter le risque de contagion. Elle peut donner des soins à son enfant en se servant de gants chirurgicaux, en veillant à porter un masque sur la bouche et une blouse qui sera changée et désinfectée tous les jours. Le traitement local de son herpès est réalisé avec minutie, en asséchant particulièrement les vésicules.

L'allaitement maternel n'est contre-indiqué que lors de l'existence d'une poussée bucco-faciale. Il est néanmoins pratiqué en s'entourant des conditions maximales de désinfection.

Le personnel soignant au contact des nouveau-nés et porteur de lésions herpétiques doit suspendre son travail jusqu'à sa guérison complète. De même tous les membres de la famille ou les amis herpétiques, manifestant le désir de rendre visite à la jeune maman et à son enfant, doivent être prévenus et écartés.

Le bébé reste surveillé cliniquement pendant les douze à quinze premiers jours à la recherche de toutes vésicules cutanées, buccales ou oculaires. L'idéal serait un examen ophtalmologique quotidien. Pour s'entourer d'un maximum de prudence, le médecin dispose dorénavant d'armes thérapeutiques efficaces telles que la Vidarabine et l'Acyclovir. En effet, le caractère même localisé de quelques lésions peut cacher l'éventualité dramatique d'une atteinte cérébrale évoluant à bas bruit et imposant un traitement urgent.

11.

ŒIL ET HERPÈS

Le virus de l'herpès peut atteindre l'œil et entraîner des lésions nécessitant une surveillance toute particulière de la part des ophtalmologues prenant en charge ce type de patients.

Depuis quelques années, la fréquence et la gravité de cette affection se sont toutes deux amplifiées.

Aux États-Unis, on estime, peut-être arbitrairement, à 500 000 le nombre d'individus touchés par l'herpès oculaire quelle que soit sa forme. Au Danemark, en milieu hospitalier, l'incidence de la maladie a été évaluée à 59 cas par million d'habitants. En Yougoslavie, ce chiffre serait de 40 cas environ par million d'habitants.

Une étude française s'est intéressée à la quantité de collyres antiherpétiques délivrée chaque année et a révélé les données suivantes :

– en 1975, 123 500 flacons ont été vendus;

– en 1978, 134 000 flacons.

L'augmentation des ventes est significative.

Ce travail précise aussi les très nettes variations saisonnières. Le maximum de produit est consommé vers les mois de mars-avril, juin-juillet, septembre à novembre en opposition avec un minimum très marqué en décembre-janvier-février. Ces recrudescences en fonction des saisons (printemps, début de l'été et automne) ainsi que la plus grande rareté des atteintes dans les régions nordiques sont directement liées à l'exposition aux rayons ultraviolets qui constituent un des mécanismes classiques d'apparition ou de récidive de l'herpès au niveau de l'œil.

La gravité de cette affection s'est accrue, car de simple « bouton de fièvre » dans l'œil tel que le décrivaient les anciens ophtalmologues, celle-ci est devenue la principale cause de cécité cornéenne de notre pays, motivant, parmi les indications majeures, la greffe de la cornée.

Enfin d'incontestables améliorations thérapeutiques face à cette localisation sont apparues ces dernières années. Le grand responsable de la lésion est le virus de type I. Dans un nombre de cas plus restreint, le type II est en cause et semble d'ailleurs plus redoutable car plus apte à diffuser dans les parties profondes du globe oculaire [1]. La présence de virus de type II s'explique surtout par une autocontamination à partir de lésions génitales et ceci par l'intermédiaire de mains mal lavées ou parfois peut-être à la suite de rapports sexuels somme toute assez acrobatiques!

Pour le type I le mode de transmission est aussi le plus souvent exogène, à la suite de manipulations des paupières par des mains parfois elles-mêmes souillées par auto-inoculation. C'est pourquoi il faudrait faire attention à ne pas se frotter les paupières le matin avec des doigts non lavés surtout lorsqu'il existe un herpès

---

1. Étude réalisée en 1978 dans un service parisien d'ophtalmologie et montrant sur 58 souches herpétiques oculaires 45 de type I et seulement 3 de type II, 10 restant indéterminées.

sur les lèvres. En effet, pendant la nuit, on est fréquemment amené à gratter, sans même s'en apercevoir, des zones qui démangent. Que dire encore des sujets porteurs de verres de contact et qui les hydratent en déposant un peu de leur salive! Cette dernière a une forte chance de contenir des milliers et des milliers de virions et ceci d'autant plus quand on observe une banale poussée sur la région buccale. Ainsi vont les crises lors d'une trop violente et imprudente exposition au soleil avec la réverbération maximale qu'on connaît, par exemple, sur la neige des sports d'hiver et sur l'eau.

De plus l'œil peut être extrêmement fragilisé et sensibilisé dans deux cas. A la suite d'instillations intempestives de collyre contenant des corticoïdes prescrits trop hâtivement à un patient se plaignant d'une banale conjonctivite ou encore d'une simple fatigue oculaire. Le même risque est encouru par la prescription journalière de collyres anesthésiques qui amenuisent les résistances naturelles de la cornée ou par un traumatisme même minime : ulcération par corps étranger, par exemple (fréquence de la pathologie ophtalmologique du travail).

Enfin, il est frappant de constater la fréquence relativement élevée de sujets allergiques parmi ceux atteints d'herpès oculaire. Cette proportion est souvent équivalente au double de la population témoin. Cette constatation corrobore celle que nous avons pressentie pour les herpès génitaux et cutanéo-muqueux et pose une fois encore le problème du terrain.

FRÉQUENCE DE L'ALLERGIE CHEZ LES MALADES ATTEINTS D'HERPÈS OCULAIRE

Herpès oculaire 100	*Témoins* 100
avec antécédents allergiques	
37	17
sans antécédents allergiques	
63	83

(*Sources :* service d'ophtalmologie, Hôtel-Dieu, Paris.)

L'accroissement dans la population des facteurs déclenchants tels que le stress, le surmenage, les déséquilibres psycho-affectifs devrait être en revanche compensé par le développement de l'hygiène, la diminution des traumatismes oculaires professionnels grâce au port de lunettes de sécurité, touristiques grâce à celui des lunettes de soleil, enfin l'amélioration des conditions de vie. Ces derniers éléments devraient même réduire considérablement les risques de l'infection herpétique.

Il reste une inconnue qui est l'augmentation de la virulence des souches herpétiques, devenant ainsi beaucoup plus facilement contagieuses, associée à l'apparition de virus mutants qui résistent aux antiviraux même les plus modernes et les plus efficaces.

Mais il faut connaître un peu l'anatomie de l'œil pour mieux comprendre comment la maladie peut occasionner certains dégâts.

En avant se trouve la cornée transparente qui recouvre la chambre antérieure de l'œil. Celle-ci repose elle-même sur l'iris et sur les corps ciliaires. Derrière ces derniers se situe la partie qu'on appelle « chambre postérieure de l'œil », puis le cristallin vient en arrière. Enfin en dernier lieu on parvient au corps vitré, à la rétine, à la choroïde et à la sclérotique qui constituent la partie la plus postérieure de l'œil. On voit ainsi que plusieurs couches cellulaires, ou plusieurs compartiments, protègent les segments essentiels assurant la vision et régissent l'équilibre des pressions intraoculaires.

Le virus parvient à l'œil par deux voies, exogène le plus couramment et endogène plus rarement mais alors en des atteintes plus graves. La première voie conduit à l'ensemencement direct de la cornée par les virions infectants. Le virus peut avoir migré des glandes lacrymales, des vésicules palpérales (des paupières) et de la conjonctive, après y avoir été inoculé. Cette contamination exogène est responsable d'ulcérations superficielles de la cornée appelées « kératites » qui peuvent se compliquer d'atteintes profondes si elles ne sont pas traitées. La seconde voie, endogène, est beaucoup plus rare et explique les atteintes profondes du globe oculaire tant au niveau du segment antérieur qu'au niveau du segment postérieur. Elle survient le plus souvent chez le nouveau-né, lors d'une septicémie correspondant à l'invasion du sang par le virus à l'occasion d'une primo-infection après la naissance.

Les différents types de lésions exigent des traitements spécifiques dont la surveillance est la plus stricte possible, étant donné le risque, variable selon les cas, de cécité. Les kératites superficielles constituent des ulcérations apparaissant à la surface de la cornée et qui ressemblent à des feuilles de fougère ou à des feuilles de chêne très caractéristiques. L'œil est rouge, très douloureux et ne supporte plus ni la lumière du jour ni la lumière artificielle. Sans traitement l'ulcère peut, soit guérir en quelques jours, soit, hélas, persister pendant des semaines. Les armes thérapeutiques actuelles sont très efficaces et actives rapidement sur la lésion qui s'efface pratiquement sans séquelles.

On dispose à la fois de moyens médicamenteux et de moyens physiques :

– L'Idoxuridine est utilisée depuis environ vingt ans sous forme d'un collyre prescrit à la dose d'une goutte toutes les heures pendant plusieurs jours. Son application doit être étroitement surveillée par le médecin. Malheureusement de plus en plus de souches résistantes ont été identifiées.

– La Vidarabine en pommade à 3 %, commercialisée seulement depuis 1981, possède une activité comparable à l'Idoxuridine et se révélerait moins dangereuse.

– La Trifluorothymidine apparaît à l'heure actuelle comme la substance la plus efficace mais aussi la plus toxique pour l'œil.

– Enfin l'Acyclovir sera bientôt lancé sur le marché. Ce produit est très bien toléré et actif sur les deux souches de virus herpétiques tandis que les précédents médicaments ne luttent que contre les virus de type I. De plus, l'Acyclovir n'intervient que sur le métabolisme viral en respectant celui des cellules normales de l'œil et pourrait agir, dans certains cas, sur les formes profondes cornéennes.

L'emploi de toute solution contenant des corticoïdes, qui inhibent la cicatrisation de l'ulcération et favorisent la dissémination du virus et l'extension à la totalité du globe oculaire, est dangereux et doit être formellement proscrit.

Les moyens physiques reposent sur la congélation des lésions par la méthode de cryothérapie qu'emploient d'emblée certains ophtalmologues. Cette technique thérapeutique utilise le froid sous différentes formes, par exemple, l'azote liquide bien connu dans le traitement des verrues.

Les formes profondes ulcérées sont traînantes et difficiles à soigner. Elles guérissent en laissant une cicatrice qui entraîne des troubles de la vision. Ces lésions motivent parfois l'utilité d'une greffe de cornée (avec cependant risques de récidives).

La kératite disciforme correspond à une atteinte inflammatoire de la partie centrale de la cornée devenue le siège d'un disque opaque à l'intérieur duquel on ne peut retrouver aucun virus. Cette forme justifie alors un traitement par collyre cortisoné. Elle seule est redevable de ce type de produits qui, nous le rappelons, sont absolument interdits dans les autres atteintes d'herpès oculaire.

La fréquence des récidives peut entraîner, par la multiplication des ulcérations, des troubles assez graves de la vision. Pour cette raison, tout doit être mis en œuvre pour traiter le terrain du patient, stimuler son immunité cellulaire afin d'espacer les poussées, en espérant dans l'idéal les faire même complètement disparaître. Ces techniques sont détaillées plus loin.

Entre chaque récurrence, le virus se cache dans le ganglion de Gasser [1] après avoir migré le long du nerf optique. Il reste ainsi en état de repos, invisible jusqu'à la survenue de facteurs déclenchants qui rompent le « statu quo » et entraînent une crise d'herpès. Le virus

1. Ganglion de Gasser : ganglion nerveux situé à la base du cerveau.

revient alors au niveau de l'œil *via* les cellules nerveuses du nerf optique.

Nous pensons que dans les prochaines années de très grands progrès thérapeutiques limiteront les conséquences parfois désastreuses de l'herpès oculaire récidivant. Actuellement il faut savoir utiliser et jouer de toutes les armes que nous avons en notre possession. Ceci n'empêche pas, bien au contraire, de souligner la nécessité des mesures très simples d'hygiène oculaire conseillées par les ophtalmologues, ainsi que les mesures plus globales rétablissant un bon état général et évitant en particulier les carences alimentaires et les surmenages de toutes sortes.

12.

HERPÈS ET CERVEAU

L'atteinte du système nerveux central par le virus herpétique est extrêmement grave. Les difficultés dans l'acquisition du diagnostic et l'absence de traitement efficace étaient à l'origine d'un pronostic tellement sombre que la mort du patient survenait presque toujours. Les progrès réalisés au cours des dernières années ont considérablement remanié cette mortalité. Ces progrès résident en l'apport du scanner pour l'examen et en de nouveaux antiviraux et immunostimulants pour le traitement.

Chez le nouveau-né, les troubles se développent au cours de la primo-infection contractée au moment de l'accouchement qui est prématuré dans la moitié des cas. La souche virale identifiée est pour 80 % de type II et pour 20 % de type I.

Chez l'adulte, l'encéphalite herpétique peut survenir à la suite d'une résurgence du virus chez des malades ayant déjà été touchés une première fois. Dans ce cas il s'agit en majorité d'une souche de type I. Ce virus, présent silencieusement dans les cellules du ganglion nerveux de Gasser, réalise une infection latente qui peut induire, à la faveur d'un facteur déclenchant, une récidive. Ce facteur est le plus souvent une maladie infectieuse banale. La particule virale gagne alors brusquement la face inférieure du lobe temporal du cerveau. Elle s'étend ensuite rapidement de proche en proche à l'ensemble des structures cérébrales.

En premier lieu, la lésion peut rester localisée à la région temporale où elle provoque une zone de destruction tissulaire. Sous cette forme, l'aspect clinique du patient évoque aussi la possibilité d'un abcès cérébral. En second lieu, elle peut être plus diffuse. Elle atteint alors tout l'encéphale et ses enveloppes, les méninges. L'œdème installé entraîne une hypertension intracrânienne avec maux de tête, vomissements et risque de coma.

Avant l'apparition des nouvelles modalités de traitement, l'évolution se déroulait inexorablement en trois ou quatre semaines vers un taux de mortalité spontanée d'environ 80 %. Parmi les survivants, la moitié d'entre eux étaient porteurs de séquelles sévères nécessitant des prises en charge psychiatrique jusqu'à la fin de leurs jours. Les autres n'obtenaient le plus souvent qu'une guérison incomplète, avec une reprise possible d'une activité normale pour moins de 10 % de ceux-ci.

Chez le nouveau-né, l'atteinte est d'autant plus grave qu'elle se trouve associée à celle d'un ou plusieurs autres organes. Le taux de décès passe alors de 50 % à 80 %. Les séquelles sont nombreuses et se rencontrent tant avec une encéphalite isolée qu'une forme polyviscérale (touchant plusieurs viscères). Heureusement l'emploi précoce de Vidarabine fait chuter spectaculairement ces chiffres de 50 à 10 % dans les atteintes localisées et de 80 à 50 % dans celles qui sont extensives [1].

1. Statistiques du service de neuro-pédiatrie de l'hôpital Saint-Vincent-de-Paul à Paris et de la clinique neurologique de la Salpêtrière à Paris.

Tandis que pour certaines affections on note une fréquence [1] plus élevée selon le sexe, l'encéphalite herpétique frappe tant les hommes que les femmes. L'âge de survenue est lui-même très variable, de 16 à 70 ans, le nouveau-né mis à part. Aucune recrudescence saisonnière, aucune notion d'épidémie n'a été retenue pour ces atteintes qui surviennent à n'importe quel moment de l'année.

L'éclosion des signes cliniques est brutale avec trois grandes sortes de symptômes :

– des signes infectieux associant une fièvre très élevée, des nausées et des vomissements;

– des signes de méningite qui conduisent le médecin généraliste à décider une hospitalisation urgente du patient;

– des signes d'encéphalite avec crises d'épilepsie et survenue de troubles de la conscience de gravité variable.

Cependant ces symptômes ne sont pas caractéristiques de l'atteinte herpétique et permettent d'évoquer plusieurs hypothèses diagnostiques avant la cause réelle. Seules les analyses biologiques, les examens radiologiques et le scanner orientent correctement les recherches.

L'urgence est extrême puisque le traitement doit être instauré le plus rapidement possible avant même l'apparition d'une confusion mentale ou d'un coma profond.

---

1. En France : 1 cas pour 500 000 naissances soit 80 par an. Aux États-Unis : 1 cas pour 7 500 naissances. Cet écart témoigne de la fragilité des Anglo-Saxons vis-à-vis des infections virales (comme en Afrique, une rougeole est une catastrophe).

A la Salpêtrière en 1977 sur 60 cas d'encéphalites aiguës, 27 étaient causés par l'herpès.

En Grande-Bretagne, l'étude du professeur Longson estime de 25 à 50 cas le nombre d'encéphalites herpétiques par an dans ce pays.

Ces derniers surviennent principalement dans les quatre à cinq jours suivant l'apparition des premiers signes cliniques.

Les examens pratiqués sont constitués par :

– La ponction lombaire, qui révèle un liquide céphalo-rachidien de composition totalement perturbée avec une augmentation du nombre des lymphocytes contenus habituellement. Ceux-ci témoignent de la lutte contre les cellules nerveuses parasitées par le virus grâce à la sécrétion des lymphokines. L'analyse du prélèvement montre aussi l'existence d'interféron alpha 1 sécrété en signe de défense par les cellules infectées, mais malheureusement inefficace sur ce type d'atteinte cérébrale. Enfin on trouve dans ce liquide de ponction des anticorps antiherpès qui y sont libérés particulièrement, comme en témoigne l'élévation du rapport effectué entre ceux-ci et ceux présents dans le sang.

– La tomodensitométrie cérébrale ou scanner cérébral : avec plusieurs examens successifs, la mise en évidence d'une baisse de la densité du tissu cérébral au niveau temporal ou frontal correspond à l'œdème créé par l'atteinte locale du virus qui détruit les cellules nerveuses.

– L'électroencéphalogramme, qui enregistre l'activité électrique, propose un tracé dont l'interprétation est en faveur de l'hypothèse diagnostique d'encéphalite herpétique.

– Enfin, l'examen biologique du sang montre un état de dépression du système immunitaire, en particulier au niveau de l'immunité cellulaire qu'illustre une étude réalisée à la Salpêtrière [1].

1. Travail de la clinique neurologique de la Salpêtrière sur 19 cas d'encéphalite aiguë herpétique : normalité du dosage des

Le traitement institué d'urgence associe une substance antivirale et un médicament immunostimulant du fait de l'insuffisance immunologique dans laquelle se trouvent ces malades.

On emploie :

– soit la Vidarabine (ou Ara-A®) : 15 mg/kg en perfusion intraveineuse de douze heures pendant dix jours;

– soit l'Acyclovir (ou Zovirax®) : en injections intraveineuses toutes les huit heures pendant cinq jours. Actuellement cette substance est très utilisée en milieu hospitalier spécialisé. N'agissant que sur les cellules infectées par le virus, elle n'est pas toxique vis-à-vis des cellules indemnes et peut aussi être donnée à la femme enceinte et à l'enfant.

L'immunostimulant le plus récent et le plus employé à l'heure actuelle est l'Inosine ou Isoprinosine®, à la dose d'un ou deux comprimés par 10 kilos de poids pendant cinq jours. Cette cure doit être répétée deux à trois fois à huit jours d'intervalle puisqu'au bout de cinq jours les propriétés immunostimulantes disparaissent et laissent place à un état totalement opposé d'immunodépression. Les résultats thérapeutiques semblent assez satisfaisants.

Forme dramatique par sa gravité, mais heureusement très exceptionnelle, l'encéphalite herpétique dispose enfin d'espoirs thérapeutiques qui sont plus que de simples perspectives d'avenir. On ne peut évidemment pas comparer ce début de victoire sur l'aspect le plus sévère de la maladie aux difficultés pratiques quotidiennes que rencontrent nos patients atteints des formes bénignes de l'herpès cutanéo-muqueux.

---

anticorps (immunoglobulines G, M, A, etc.), en revanche, dosage des cellules immunitaires effondré.

13.

HERPÈS ET CANCER

Un virus peut-il être à l'origine d'un cancer et en particulier l'herpès peut-il être lié à la genèse d'une tumeur maligne ? C'est un sujet brûlant d'actualité qui fait de temps à autre la une de la presse quotidienne et de la télévision. Parfois la livraison au grand public d'une information brute fait encourir le risque d'interprétations hâtives en généralisant des cas très spécifiques et bien circonscrits dans le monde scientifique. Il semble donc important de mieux connaître ce problème pour envisager s'il y a lieu de prendre, en médecine quotidienne, des mesures de prévention.

De nombreux travaux scientifiques sont en cours depuis plusieurs années pour tenter d'analyser la culpabilité des virus du groupe herpès dans la genèse de cancers humains et en particulier de celui du col de l'utérus.

Rappelons que ce virus, après être entré dans la cellule normale en ayant retiré son enveloppe (péplos), disparaît et se trouve deux heures plus tard à l'intérieur même du noyau, centre de planification de la reproduction cellulaire. L'ADN viral est ainsi intégré au sein du propre matériel de son hôte et prend lui-même les commandes de l'information génétique pour faire fabriquer par l'ensemble de la machinerie de synthèse de nouvelles particules d'ADN viral et de nouvelles capsides. Ces dernières, en s'assemblant dans le noyau en capsomères, sont à l'origine de la naissance de milliers de nouveaux virus-fils. En huit à dix heures, ils sont 80 000 à 100 000, mais cette aventure est de faible rendement puisque seulement 20 % d'entre eux seront encapsulés et deviendront, à l'intérieur de la cellule, des virions complets et infectants. Leur hôte meurt à la suite de cette opération criminelle qui est obtenue au moyen d'un véritable détournement de toutes les transformations chimiques et biologiques cellulaires. Ce phénomène réalise un processus dit d'« infection productive ». Selon la valeur au combat de nos lymphocytes T et de nos anticorps de type G, la primo-infection est alors modérée ou seulement inapparente.

A l'opposé, l'infection latente non productive traduit les périodes de rémission pendant lesquelles le virus se trouve caché et inactif au sein des neurones (cellules nerveuses) situés dans les glanglions nerveux rachidiens du sacrum pour les souches virales de type II et dans le ganglion de Gasser à la base du crâne pour celles de type I. L'ADN viral, mis ainsi en chômage, est localisé quelque part dans l'ADN cellulaire. Il sera remis au travail à la suite d'un bouleversement quelconque de notre système immunitaire ou d'un des nombreux stress qui s'accumulent au cours de la vie quotidienne. Cela réalise le processus de « récurrence herpétique » qui a lieu généralement toujours au même endroit. Les virions infectants ont migré le long des neurones et ont abouti au niveau de la peau ou des muqueuses.

Enfin, la cellule peut être infectée d'une troisième façon, par un mécanisme dit de « transformation maligne » et qui correspond à la cancérisation.

Tous les virus connus de la famille herpétique peuvent établir une infection productive et nombre d'entre eux, peut-être même la totalité, semblent persister chez l'hôte infecté d'une manière latente. On sait que certains types de virus peuvent induire une autre sorte de contamination des cellules, tant sur celles qui prolifèrent et vivent à l'état normal que sur celles ensemencées en culture au laboratoire. La distinction entre leur activité et les deux précédentes (infection productive et non productive) est importante car il n'y a ni production ni réplication de particules virales.

Cependant ce processus est loin de couver silencieusement. Une expression partielle de l'information génétique contenue dans l'ADN viral bouleverse en effet gravement la cellule en un mécanisme de « transformation » si bien que celle-ci perd le contrôle de sa division qui est totalement anarchique et devient cancéreuse. Cet emballement de la multiplication cellulaire peut-être à l'origine de la formation d'une tumeur maligne.

Dans une culture réalisée expérimentalement, la prolifération a lieu aux dépens du tissu normal. Ainsi obtient-on une nouvelle population cellulaire qu'on peut remettre indéfiniment en culture.

Pour que ce processus soit réalisé, il est nécessaire que l'information contenue dans l'ADN viral s'intègre à celle de la cellule vivante. Cette condition n'est probablement pas suffisante. L'intrus parvient à se diviser chaque fois que son hôte double son propre matériel héréditaire. Ainsi toutes les cellules-filles produites possèdent, elles aussi, une copie identique à celle de leur mère et restent sous le contrôle de la transformation induite par le virus. C'est un véritable cycle infernal dont la nature ne peut se défaire.

Pour montrer qu'un virus de l'herpès peut être l'agent

d'un certain type de cancer, il faut partir à la découverte des signes d'activité virale à l'intérieur des cellules cancéreuses. Les recherches doivent être orientées dans trois sens :

– mettre en évidence tout matériel appartenant au virus ou particules telles que des morceaux de péplos ou de capsides dans les cellules tumorales;

– prouver que l'existence d'anticorps dirigés contre le virus est plus fréquente ou plus élevée chez les animaux porteurs de tumeurs que chez ceux qui en sont indemnes;

– enfin, pouvoir induire expérimentalement des cancers chez des bêtes de la même espèce en les contaminant avec le virus.

Des relations de ce type ont été découvertes, en premier, lors de l'étude de trois tumeurs animales : celle touchant le rein de la grenouille de Lucke, la maladie de Marek de la poule et enfin la maladie due à l'herpès virus chez les singes écureuils. Cela nous permettra d'en venir ensuite à l'être humain.

Il y a quarante-cinq ans, Lucke étudia la grenouille léopard d'Amérique du Nord et plus particulièrement une atteinte rénale dont la fréquence, chez ces batraciens, était très anormalement élevée. Or ces cellules tumorales présentaient des anomalies de dégénérescence identiques à celles observées dans les cellules infectées par le virus herpétique.

Vingt-cinq ans seulement après ces travaux, la microscopie électronique a mis effectivement en évidence l'existence d'un virus herpétique à l'intérieur de celles-ci.

S'ajoutait à ces observations le problème d'une survenue uniquement hivernale de cette maladie, en effet aucune ne se déclarait pendant l'été.

De nombreux travaux de recherche montrèrent alors que l'atteinte était liée à la température ambiante. Au-dessus de 12 °C les cellules tumorales se multiplient rapidement et, bien que porteuses de génome viral, celui-ci n'a pas le temps de donner naissance à des particules infectieuses. Aux températures inférieures, ces dernières ne se reproduisent plus et inaugurent alors leur entrée dans un cycle d'infection productive, entraînant leur mort – d'où la dégénérescence observée l'hiver – et la libération de virions complets et infectants que l'on peut facilement détecter.

La maladie de Marek du poulet, encore plus ancienne, a été décrite en Hongrie au début du siècle. Il s'agit d'une affection dans laquelle la destruction du tissu nerveux est suivie du décès des animaux touchés, avec divers degrés de paralysie. On découvrit en 1929 des lésions atteignant d'autres organes que le système nerveux. Dix pour cent des poulets atteints présentaient des tumeurs cancéreuses dont le siège principal était ovarien. Enfin en 1950, aux États-Unis, une forme aiguë fut diagnostiquée au cours de laquelle les poulets semblaient succomber à une sorte de leucémie. Cette atteinte n'est pas nécessairement associée à des troubles neurologiques. Il fallut attendre 1967 pour que deux chercheurs britanniques, Churchill et Biggs, identifient un virus herpétique dans les cellules de ces animaux.

Les cellules tumorales prélevées au cours de la forme aiguë de l'affection sont porteuses de plusieurs copies de l'information génétique du virus qui se trouve associée de façon particulièrement stable avec l'ADN cellulaire. La propagation de la maladie d'un oiseau à l'autre dans un élevage est extrêmement rapide, le virus se multipliant au sein du plumage. L'herpès présent chez ces animaux est retrouvé trois semaines après la primo-infection et se maintient pendant toute leur vie, qu'ils soient atteints de façon apparente ou non.

L'analyse de cette affection nous permet d'envisager la notion de l'intervention éventuelle de certains facteurs sur l'évolution d'une infection virale pour la rendre cancéreuse. Notons d'une part la grande variabilité d'intensité des atteintes en fonction des souches infectieuses. Alors que certaines induisent une leucémie du poulet rapidement mortelle, d'autres n'entraînent que la forme classique de la maladie, qui est beaucoup moins grave, d'autres enfin ne provoquent aucun symptôme bien qu'elles aient effectivement pénétré dans l'organisme.

Notons d'autre part que le type de l'infection dépend aussi énormément de l'hôte et en particulier de son hérédité, de son sexe et de son âge. En effet certaines lignées de poulets sont génétiquement plus sensibles face à la maladie de Marek que d'autres. Cependant toutes peuvent être infectées par le virus et libérer celui-ci dans les cellules de leurs plumes. Les oiseaux femelles sont plus fragiles que les mâles. Les plus jeunes, surtout ceux qui sont nés de mère non atteinte et qui n'ont pas été sous la protection d'anticorps maternels, sont plus touchés que les plus âgés.

Quelques années auparavant, des chercheurs ont réussi à vacciner des poulets contre l'affection au moyen de virus atténués. Outre l'importance économique de cette réalisation, celle-ci constitue une première tentative de vaccination contre un virus oncogène ou susceptible d'induire un cancer.

En 1969, on découvrit un virus herpétique (Herpès saimiri) atteignant le singe écureuil d'Amérique du Sud qui, bien qu'apparemment tout à fait inoffensif pour son hôte naturel, est responsable d'un cancer du système lymphatique ou lymphome. Cette maladie est fatale à d'autres races de singes d'Amérique telles que le marmouset ou le singe chouette.

L'Herpès saimiri semble être l'agent d'une infection très commune parmi les singes écureuils lorsqu'ils se trouvent dans leur habitat naturel. En effet, au moment de leur capture, la proportion d'anticorps dirigés contre le virus est élevée. Aucune cellule du sang ne contient d'antigènes viraux ni de particules virales. Cependant l'unité infectieuse est régulièrement découverte quand les lymphocytes de ces animaux sont mis en culture expérimentalement avec des cellules d'une autre lignée de singe. L'élément viral serait donc véhiculé sous forme latente à l'intérieur-même des lymphocytes.

On a par ailleurs identifié le virus dans des prélèvements de sécrétions de gorge des bêtes contaminées. Cela permet d'affirmer que la transmission de la maladie par voie buccale facilite la propagation dans la communauté.

Quand on introduit expérimentalement l'Herpès saimiri chez des animaux sensibles comme le marmouset à toupet, on assiste presque automatiquement à l'apparition d'une maladie maligne avec prolifération lymphocytaire. L'évolution est fatale en quelques semaines. Les singes chouettes et les marmousets à museau blanc sont eux aussi très sensibles au pouvoir cancérigène de ce type de virus. Néanmoins, chez eux, la maladie suit un cours plus ralenti.

Un autre virus herpétique touchant le singe (Herpès atteles) a été isolé. Celui-ci possède un pouvoir de cancérogénisation équivalent à celui que nous venons de décrire. Il infecte le singe araignée qui vit d'ailleurs dans les mêmes contrées que les animaux précédents. L'Herpès atteles présente des antigènes qui le rapprochent du saimiri. Inoffensif pour son hôte naturel, il devient cancérigène lorsqu'il est transmis aux marmousets ou aux singes chouettes. Ceux-ci peuvent cependant être protégés par l'utilisation d'un vaccin préparé à partir de virus inactivés. La latence et l'innocuité des agents viraux observés chez leurs hôtes habituels, tandis qu'un cancer peut se développer dans d'autres espèces, ont soulevé un intérêt considérable parmi les chercheurs. On ne sait pas encore à quel phénomène attribuer ce comportement. Est-il la conséquence d'un déterminisme héréditaire n'autorisant la possibilité d'une transformation maligne que dans des cellules d'un certain type racial ?

La résistance apparente d'une espèce à la cancérisation est-elle le reflet de la capacité de son système immunitaire à reconnaître et à détruire les cellules transformées par le virus ?

Chez l'homme, ces deux questions d'hérédité et de terrain reviennent dès qu'on aborde le problème de la maladie cancéreuse.

Pour en revenir à l'herpès, nous venons de passer de la grenouille au poulet, du poulet au singe, maintenant nous passons du singe à l'homme. Comme nous l'avons déjà vu, cinq herpès virus différents peuvent, de façon naturelle, contaminer l'être humain. Ce sont les herpès simplex de type I et II, le virus de la varicelle et du zona, le cytomégalovirus et enfin le virus d'Epstein-Barr.

Tous établissent des infections persistantes, l'agent viral en cause restant hébergé silencieusement dans certaines cellules de l'individu récepteur durant toute son existence. Les trois premiers d'entre eux affectent tout particulièrement la peau mais aussi le système nerveux tandis que les deux derniers se trouvent à l'intérieur des lymphocytes. Cette dernière particularité, commune comme nous l'avons vu aux espèces animales précédemment citées, est troublante et motive d'autant plus l'intérêt porté à cet aspect moderne de la zoologie qui est déroutante *a priori* pour le profane.

Parmi ces virus, deux sont fortement suspects d'être responsables de certains cancers humains. Il s'agit de l'herpès simplex du type II et du virus d'Epstein-Barr. Mais pour parvenir à ces conclusions, nous devons effectuer un court voyage en Ouganda puis en Chine du Sud.

Le virus d'Epstein-Barr est à l'origine de la mononucléose infectieuse communément appelée « maladie des fiancés » car elle touche essentiellement les jeunes adultes se transmettant, au cours de langoureux baisers, la particule virale par l'intermédiaire de leur salive. Le virus après avoir pénétré dans les lymphocytes du sang circulant, y séjourne de trente à cinquante jours environ, ce qui correspond à la période dite « d'incubation ». Après ce temps, fièvre, angine, ganglions et fatigue extrême surviennent. La guérison survient au bout de deux ou trois semaines. Dans le sang, la numération des globules blancs montre jusqu'à 70 % de cellules mononucléées dont essentiellement les lymphocytes (ce chiffre habituellement ne dépasse pas 30 à 40 %).

Le repos excepté, aucun traitement n'est efficace. Quelques vitamines et autres remontants peuvent aider le malade et le stimuler psychologiquement dans sa guérison qui reste néanmoins spontanée.

Mais dans d'autres circonstances, qui ne sont pas comparables à celles connues par les adolescents de nos pays occidentaux, le virus de la mononucléose peut devenir beaucoup plus agressif et entraîner deux tumeurs humaines : le lymphome de Burkitt et le carcinome du naso-pharynx.

Denis Burkitt, chirurgien irlandais, travaillait en Afrique tropicale durant les années 1950-1960. Il a découvert que le cancer le plus commun chez les enfants africains se trouvait être une atteinte du système lymphatique, ou lymphone, localisé essentiellement à la joue ou à l'ovaire chez les filles. Burkitt avait en outre noté « que la tumeur se répartissait d'une façon géographique bien déterminée dont l'Ouganda faisait partie ».

C'est une équipe lyonnaise qui a étudié 42 000 cas et qui a évalué le taux de fréquence de l'atteinte à un cas sur 1 000. Dans ces régions, les précipitations annuelles sont très élevées et la moyenne de la température hivernale est de plus de 16 °C. La Nouvelle-Guinée, seule autre contrée en dehors de l'Afrique où l'on observe cette maladie, satisfait parfaitement aux mêmes conditions climatiques. Cette dépendance météorologique surprenante du lymphome de Burkitt suscita un vif intérêt dans le monde scientifique. Elle suggérait en effet que la tumeur pouvait être causée sur un mode épidémique par un agent infectieux et, pourquoi pas, par un virus...

Epstein et Barr furent les premiers, à Londres, à mettre en évidence en 1964 cette présence d'un virus du groupe herpès dans les cellules tumorales.

Depuis on a démontré que les enfants atteints de ce lymphome présentent un taux très élevé d'anticorps sécrétés par une population particulière de lymphocytes B infectés par le virus.

Mais sachant que la mononucléose infectieuse touche pratiquement tout le monde, quels que soient les races, les sexes et les latitudes, il fallait trouver une raison à cette différence de sévérité entre les deux maladies. Une solution fut rapidement apportée.

Les régions d'Afrique tropicale et de Nouvelle-Guinée dans lesquelles le lymphome de Burkitt se retrouve sont aussi les seules au monde à connaître un taux élevé de paludisme à l'état endémique et permanent. L'incidence maximale du lymphome de Burkitt se situe entre cinq et huit ans, âge où les enfants développent simultanément une réaction immunitaire efficace contre le paludisme. Cette réponse se fait grâce à une importante sécrétion d'anticorps à partir de lymphocytes B, ceux-là mêmes qui sont contaminés par le virus d'Epstein-Barr. Cette phase de stimulation de la multiplication des cellules immunitaires fournit probablement les conditions optimales dont le virus profite pour déclencher la transformation maligne.

Seulement un petit nombre d'enfants sont atteints en Ouganda du lymphome, même s'ils possèdent tous un taux très élevé d'anticorps témoignant de l'infection par le virus associée à celle du paludisme. Le mérite revient à l'équipe lyonnaise d'avoir découvert l'existence nécessaire d'un troisième facteur indépendant des deux premiers. Ce cofacteur est génétique et est dû à une anomalie chromosomique qu'on appelle translocation, mettant une partie d'un chromosome sur un autre [1].

Notons que ce même virus provoque un lymphome expérimental chez les marmousets ou les singes chouettes.

Le virus d'Epstein-Barr est responsable d'un second cancer chez l'homme, celui du naso-pharynx, observé seulement en Chine du Sud et à l'intérieur de certains groupes raciaux de ce pays. Des études récentes ont

---

1. Cette anomalie touche dans le cas précis un morceau du chromosome 8 qui est ensuite placé au niveau du chromosome 14 ou du 22.

montré qu'au sein de ces populations les malades, atteints de cette tumeur maligne, appartiennent à des groupes porteurs d'un patrimoine tissulaire héréditaire particulier. Ce sont les fameux groupes HLA (human leucocyte antigen) qui ont valu le prix Nobel à un Français, le professeur Jean Dausset. Ces groupes sont de plus en plus nombreux à être identifiés en ce qui concerne le déterminisme et l'hérédité de certaines maladies. Il en serait ainsi pour le lymphome de Burkitt.

Le pouvoir cancérigène du virus ne s'exprimerait qu'en présence d'individus porteurs d'un HLA particulier. Par ailleurs, Epstein avance l'hypothèse d'un facteur surajouté et lié à un mode de vie non encore déterminé.

Tandis que le virus d'Epstein-Barr peut être assez clairement rattaché à deux cancers humains, les données dont nous disposons pour lier l'herpès simplex de type II et le cancer du col de l'utérus sont beaucoup moins évidentes. Voyons les faits.

Selon une étude réalisée sur 1 500 femmes à Atlanta aux États-Unis, le cancer du col est cinq à six fois plus fréquent dans le groupe de sujets ayant présenté une infection herpétique de type II, celle-ci étant prouvée par la présence d'anticorps sanguins. Le processus de transformation maligne est associé à la synthèse de nouvelles protéines que l'on retrouve facilement dans les analyses. Ces substances ne sont détectables que chez les femmes atteintes de cancer du col utérin et disparaissent après guérison.

Si la mise en évidence du virus herpétique n'a jamais été directement possible, en revanche elle a pu être réalisée sur des cellules mortes de prélèvement vaginal. L'introduction expérimentale directe sur le col de l'utérus de suspensions d'herpès simplex de type II chez un animal de laboratoire déclenche d'importantes anomalies des cellules de cette zone.

La distinction entre infection génitale à virus herpès de type I ou II semble d'une importance et d'un intérêt croissants à la suite des travaux du docteur Rawls aux États-Unis. Ceux-ci prouvent que l'atteinte génitale est moins fréquente et moins grave chez les patientes précédemment exposées au type I. D'autre part la transmission secondaire aux partenaires réguliers est environ cinq fois moins probable chez ces femmes...

Le docteur Rawls a par ailleurs démontré que, chez les malades atteintes d'un cancer du col, on trouve plus d'anticorps de type II que chez les autres, bien qu'elles paraissent moins sensibles à l'infection de type I. Cette étude confirme les résultats d'une longue enquête réalisée aussi aux États-Unis par le docteur Nahmias, spécialiste mondial de l'herpès génital, qui a observé chez des patientes atteintes d'une cervicite (inflammation du col) herpétique et qui avaient déjà des anticorps de type I une moindre prédisposition très nette au cancer du col de l'utérus. Le lien entre les anticorps de type I et le risque réduit par rapport au type II semble être bien réel.

Par ailleurs d'importants travaux sont en cours actuellement pour tenter de trouver une relation entre le cancer de la prostate chez l'homme et la présence d'herpès dans les sécrétions *vésiculo-prostatiques*.

Enfin, il ne faut pas exclure l'éventualité que d'autres virus soient impliqués dans l'apparition du cancer du col de l'utérus chez la femme et en particulier le Papilloma virus.

Il est prouvé que sur les 35 000 nouveaux cas annuels de cancer du col de l'utérus aux États-Unis à l'origine de

10 000 décès, 18 % des femmes sont atteintes d'herpès génital. Bien qu'aucun fait véritablement déterminant n'apporte la preuve de la culpabilité du virus herpétique dans la constitution de cette tumeur maligne chez les femmes atteintes d'herpès génital, celles-ci sont frappées quatre à six fois plus souvent que les autres. Cette infection peut donc être considérée à juste titre comme un facteur de risque et nécessite un dépistage régulier, au moins annuel, chez un médecin. La technique est très simple et repose essentiellement sur un frottis du col et du vagin, acte facile et non douloureux, pouvant être effectué soit au laboratoire, soit par le médecin généraliste, soit par un gynécologue. Ce dernier peut aussi pratiquer un examen du col ou colposcopie grâce à une loupe grossissante et en s'aidant de certaines colorations (acide trichloracétique, Lugol). Cette méthode de prévention permettra d'intervenir rapidement sur des lésions encore très limitées appelant à des actes chirurgicaux peu invasifs.

Pour clore définitivement ce chapitre, rappelons que des préparations expérimentales de virus inactivés par les rayons ultraviolets sont capables en laboratoire de transformer des cellules et de déclencher des tumeurs malignes chez le hamster auquel on les injecte. Cela explique qu'un tel vaccin, inactivé par les UV, ait été retiré du commerce. D'autre part, certains patients qui avaient traité leur herpès de la verge par une exposition à la lumière d'une lampe à UV après avoir badigeonné les lésions vésiculeuses d'un colorant appelé « rouge neutre », pour augmenter la sensibilité aux UV, ont pu voir apparaître des lésions papuleuses. Certaines se sont révélées cancéreuses, heureusement avec une faible activité de diffusion.

Les virus herpétiques tant animaux qu'humains sont

donc fort répandus. Il semble que certains facteurs favorisants d'origine environnementale ou héréditaire soient nécessaires au développement de la tumeur qu'ils peuvent induire. Une première voie s'ouvre vers une meilleure connaissance de ces autres facteurs, souvent indépendants les uns des autres, mais nécessaires simultanément, cela nous permettra d'obtenir peu à peu une prévention plus efficace. L'autre voie repose, elle, sur l'établissement d'une méthode de vaccination comparable en son but à celle que nous avons observée dans la maladie de Marek ou le lymphome du virus Herpès saimiri.

14.

APHTES ET AUTRES VIROSES CUTANÉES

Les aphtes

Dans l'esprit de nombre de patients, la confusion entre les aphtes et les poussées herpétiques est fréquente et ce d'autant plus que les uns et les autres sont situés aussi bien au niveau buccal qu'au niveau génital.

Les aphtes qu'on rencontre habituellement se présentent sous la forme d'une petite érosion superficielle pouvant s'approfondir, bien limitée, à bords taillés à pic et à fond jaunâtre. On peut la décrire comme une tache de « beurre frais entouré d'une auréole inflammatoire, carminée ». Cette lésion n'est jamais précédée de vésicules comme l'herpès. Isolés ou en petit nombre, les aphtes sont extrêmement douloureux et peuvent gêner la parole ou l'alimentation. Ils siègent en un point quelconque de la muqueuse buccale : face interne des joues, plancher de la bouche, langue, etc. Ils ne s'accompagnent en général d'aucun ganglion au niveau du cou. Ils peuvent survenir chez la femme sur les grandes lèvres et déborder jusqu'au périnée entier. Chez l'homme, ils se localisent au niveau de la verge de préférence, dans le sillon balano-préputial, le gland et dans le méat urétral, au niveau du scrotum, ils réalisent de petites lésions recouvertes de croûtes. Dans la région anale, ils prennent l'aspect d'une fissure qui est douloureuse.

L'évolution a toujours lieu vers la guérison en moins d'une semaine, sans cicatrice, à l'exception des zones génitales. Les récidives sont fréquentes et bien connues de ceux qui en font les frais. Elles sont parfois déclenchées par la prise d'un aliment comme le chou, les noix, certains fromages, les crustacés, etc., ou par des médicaments (antibiotiques, anti-inflammatoires, barbituriques, laxatifs, etc.), enfin le plus souvent à la suite d'un surmenage ou d'un choc nerveux.

On ne retrouve aucun virus causal et il s'agit plutôt d'un problème d'ordre immunologique. En effet, en regardant au microscope ces lésions, on note une vascularite, c'est-à-dire l'atteinte des petits vaisseaux de la peau par une réaction inflammatoire d'origine immunologique. On sait aussi que les patients porteurs d'aphtes à répétition ont un taux anormalement élevé d'immunoglobulines E et D. Les premières sont à la fois les stigmates d'un état allergique particulier, appelé « atopie », et le signe indirect d'une participation de certains lymphocytes T. L'augmentation des secondes, sécrétées par des lymphocytes présents dans les muqueuses orales, digestives et génitales, a une signification moins évidente.

Le traitement des aphtes n'est pas particulièrement simple. Localement on dispose de nombreux gels assez actifs ainsi que de tablettes à base de corticoïdes locaux. Des bains de bouche avec des ampoules injectables de vitamine B_6 ou une solution d'aspirine apportent souvent une amélioration et une cicatrisation rapides.

Enfin, pour ce qui est du traitement général, on obtient parfois de bons résultats avec les vitamines B_6 et

C en injections intraveineuses, certains antibiotiques comme l'érythromycine ou des séances d'auto-hémothérapie. Mais plus efficace, semble-t-il, est le traitement d'immunostimulation par le tétramisole, à condition de prendre toutes les précautions nécessaires qui sont décrites au chapitre des traitements.

Le zona et la varicelle

Ces deux maladies sont causées par le seul et même virus appelé « Herpès virus varicellae » ou « virus VZ » qui appartient à la famille des virus herpétiques. Quand il infecte un patient pour la première fois, il provoque la varicelle, puis le zona quand il est réactivé. Comme l'herpès simplex, il reste dans les ganglions nerveux de la colonne vertébrale, réalisant une infection latente. C'est pourquoi on observe souvent dans une même famille un zona chez le grand-père au moment où sa petite-fille développe une varicelle.

Cette dernière affection est très contagieuse et survient chez les enfants de deux à six ans en hiver et au printemps. La majorité de la population a été touchée par cette maladie. Le virus est extrêmement fragile, mais diffuse cependant remarquablement bien dans l'entourage du jeune malade par l'intermédiaire de gouttelettes de salive ou par contact direct avec des vésicules cutanées, si bien que le varicelleux est déjà contagieux quelques jours avant l'éruption. De même, un zona peut transmettre une varicelle à un enfant réceptif.

La lésion élémentaire de la varicelle est une vésicule remplie de virions. L'éruption est généralisée et atteint même le cuir chevelu ou la bouche. Elle évolue en plusieurs poussées. Après la guérison, l'immunité est durable et il est impossible d'attraper une seconde fois l'affection.

Dans certaines circonstances, le virus se réveille, se multiplie et migre le long d'une racine nerveuse pour aboutir à la peau et entraîner l'apparition d'un zona. Les facteurs favorisants sont l'âge, une infection comme la grippe, la prise de certains médicaments qui affaiblissent les défenses de l'organisme (les corticoïdes, par exemple). En général, le zona ne survient pas plus d'une fois chez le même sujet. Il existe toujours une phase prééruptive associant fièvre et douleur très aiguë. Au bout de quelques jours, on voit apparaître les vésicules groupées en un placard qui est le plus souvent rouge. L'éruption a toujours lieu d'un seul côté et les « bouquets » peuvent confluer en véritables nappes. La douleur est parfois tellement forte qu'on peut confondre la maladie avec des atteintes beaucoup plus graves telles qu'un infarctus du myocarde, avant que les lésions ne soient sorties!

Le zona est une affection bénigne, sauf chez le vieillard lorsque l'œil est atteint, entraînant des phénomènes douloureux, vifs et rebelles, ou chez les sujets cancéreux porteurs d'une diminution de leur réponse immunitaire et où l'affection peut s'étendre au corps entier.

Le traitement de la varicelle repose sur deux principaux buts :

– éviter les cicatrices induites par le grattage des lésions en donnant des médicaments contre les démangeaisons;

– limiter la surinfection par la désinfection soigneuse de tous les éléments éruptifs.

Le zona pose un problème thérapeutique. En effet, il peut soit évoluer de façon tout à fait bénigne, spontanément, soit avoir l'évolution plus grave que nous avons vue plus haut. Dans le premier cas, il convient de prescrire les vitamines du groupe B, en évitant la B_{12} qui peut favoriser l'apparition d'une acné très particulière. La radiothérapie et l'acupuncture pourraient par ailleurs raccourcir l'évolution et empêcher l'apparition de séquelles douloureuses, mais ceci n'est pas prouvé. Nous pensons en revanche que les injections de Rifamycine sont efficaces.

Dans le second cas, il ne reste plus que le traitement par la Prednisone [1] dont l'efficacité n'est plus à démontrer. Le traitement local est identique à celui de la varicelle et permet d'éviter grattage et surinfection.

Les séquelles douloureuses, très pénibles, nécessitent des traitements particuliers. Grâce à l'extension des prescriptions de Prednisone dès les premiers signes d'apparition du zona, on en rencontre de moins en moins.

Le cytomégalovirus

Cet autre membre de la famille des herpès virus n'est à redouter que par la femme enceinte et certaines communautés d'homosexuels qui peuvent développer une forme très particulière de cancer.

Chez la femme qui attend un enfant, la maladie peut passer totalement inaperçue. Pendant la grossesse ou l'accouchement, le virus peut traverser la barrière du

1. La Prednisone est une cortisone. Son emploi est exclusivement réservé à certains cas et entraîne des mesures strictes. La dépression immunitaire secondaire peut donc faire paraître paradoxale cette thérapeutique.

placenta qui protège le fœtus. L'infection peut alors provoquer des malformations congénitales atteignant la plupart des organes et ceci dans des proportions de 1 à 5 cas pour 10 000 naissances. A ce dernier moment, l'infection est plus fréquente et toucherait 2 à 3 % des nouveau-nés mais sans induire d'anomalies.

Chez le grand enfant ou l'adulte, l'affection reste le plus souvent inapparente. Parfois on observe une forte fièvre, accompagnée de ganglions, en particulier au niveau du cou. La formule sanguine montre une mononucléose, c'est-à-dire la présence anormale et élevée de cellules de grande taille qui ne comportent qu'un seul noyau comme celles que l'on rencontre dans la mononucléose infectieuse.

Le sang d'environ 5 % des donneurs contient de façon permanente le virus qui peut ainsi infecter le receveur au cours d'une transfusion. C'est pourquoi il ne faut pas transfuser une femme enceinte n'ayant jamais présenté d'infection à cytomégalovirus. De même au cours des greffes d'organe, la transmission peut avoir lieu entre un donneur infecté et un receveur réceptif. Un vaccin serait bientôt à la disposition des futurs greffés.

Depuis quelques années aux États-Unis et depuis peu en France, la maladie de Kaposi, cancer atteignant la peau et les ganglions, est apparue avec une fréquence augmentée. Les lésions se présentent sous la forme de plaques rouges et de nodules au niveau des pieds et des membres inférieurs. Progressivement les ganglions lymphatiques sont envahis par les cellules malignes, puis les os et de nombreux organes. Le pronostic est encore très sévère à l'heure actuelle.

Il existe trois formes de maladie de Kaposi :

– Européenne, frappant des adultes âgés (60 ans environ) vivant autour du Bassin méditerranéen, en

Europe centrale et orientale. Elle est assez rare et n'apparaît que pour 2 à 6 sujets pour 10 millions d'habitants.

– Africaine, atteignant des adultes jeunes et des enfants et localisée de façon épidémique en Afrique équatoriale et centrale. En Ouganda, elle représente jusqu'à 9 % des cancers. La mort survient rapidement alors que dans la forme européenne l'évolution est prolongée pendant quinze à vingt ans.

– Enfin en Amérique du Nord, et essentiellement à New York et San Francisco, le Kaposi est souvent associé au SIDA [1], affection, qui touche, sans prédisposition raciale, les homosexuels masculins, abusant de « popper », capsule contenant du nitrite d'amyle. Cette substance est en vente libre dans les sex-shops et son inhalation permet une érection fugace mais de bonne qualité par vaso-dilatation des vaisseaux sanguins de la verge.

Ces malades, dont l'état général est très souvent fort mauvais, peuvent mourir à la suite de maladies infectieuses auxquelles le sujet normal résiste bien. Il s'agit, par exemple, des maladies induites par des germes tels que le « Pneumocystis carinii » entraînant une pneumonie fatale, ou encore le fameux « Candida albicans » champignon le plus souvent bénin, qui va alors déclencher une septicémie mortelle.

Ces jeunes hommes présentent tous la même anomalie de leur immunité cellulaire, l'immunité humorale par anticorps restant tout à fait normale. Par ailleurs on retrouve chez ceux-ci une infection à cytomégalovirus ayant induit un taux extrêmement fort d'anticorps dirigés contre ce virus, en bien plus grande quantité que

1. SIDA : syndrome d'immunodéficience acquise.

dans une population normale. Dans certains cas, on a aussi découvert une atteinte herpétique. Cette éclosion récente de la maladie de Kaposi chez des sujets n'ayant jamais mis les pieds sur le territoire ougandais et n'étant pas d'origine européenne est pour le moment totalement inexpliquée. Le cytomégalovirus y est peut-être pour quelque chose, mais ceci reste entièrement à prouver.

Le virus d'Epstein-Barr

Voici le dernier représentant de cette « bande des cinq » au demeurant fort peu sympathique.

Agent causal de la mononucléose infectieuse, on peut l'associer à deux tumeurs malignes chez l'homme (lymphome de Burkitt et carcinome du rhino-pharynx) et à une maladie rhumatismale très invalidante qu'on appelle « polyarthrite rhumatoïde ».

Le virus EB (Epstein-Barr) infecte les lymphocytes B. En revanche, il ne détruit pas la cellule parasitée comme le font ses petits camarades de la bande. Il se contente de la transformer et de la rendre folle. Ainsi elle n'obéira plus jamais aux ordres de sa propre information héréditaire.

La mononucléose infectieuse est dans 95 % des cas totalement inapparente. La primo-infection a le plus souvent lieu entre l'âge d'un et quatre ans, d'autant plus tôt que la promiscuité est accentuée. Dans les classes sociales privilégiées, seulement 50 % des enfants de cinq ans possèdent des anticorps dirigés contre cette maladie qui survient plus tard à l'adolescence ou à l'âge adulte. La mononucléose infectieuse débute assez progressivement par de la fièvre et des ganglions au niveau du cou. Une fatigue très importante survient en association avec une angine parfois particulièrement douloureuse. Quelques boutons roses peuvent apparaître. La guérison est obtenue au bout de deux à trois semaines. On observe l'existence, dans l'analyse du sang, de grandes cellules mononucléées qui sont en fait des lymphocytes transformés par le virus. Nous avons décrit ce même phénomène dans les affections à cytomégalovirus.

Le seul traitement réside éventuellement, selon l'intensité des symptômes et en particulier de la fatigue, en la prescription la plus courte possible de Prednisone. Certains remontants antifatigue peuvent aussi être utilisés. Quant aux lymphome de Burkitt et carcimome du rhino-pharynx, nous ne reviendrons pas sur ce que nous avons déjà dit dans le chapitre « Herpès et cancer ».

Enfin, beaucoup plus récemment, certains auteurs américains suspectent le virus EB de jouer un rôle dans l'apparition de cette maladie extrêmement invalidante que constitue la polyarthrite rhumatoïde.

Le virus EB n'est sûrement pas prêt à s'en tenir là et il sera certainement lié à certains cancers d'autant plus qu'expérimentalement il entraîne dans les tubes à essai la transformation de lymphocytes humains normaux en cellules immortelles qui se reproduisent indéfiniment...

15.

VERS UN VACCIN ANTIHERPÉTIQUE

Quels sont les buts d'un vaccin ?

Il s'agit de faire fabriquer par l'organisme, qui n'a pas été en contact avec un virus, des anticorps et une immunité efficaces contre un éventuel agent infectant. Ceci est obtenu en introduisant des particules virales vivantes ou mortes mais ne présentant aucun risque de maladie grâce à des méthodes d'inactivation préalables.

Un vaccin antiherpétique fut commercialisé en France sous ce nom pendant quelques années et en Allemagne sous la dénomination *Lupidon I* et *II*. Peut-être existe-t-il encore en Suisse. Ce vaccin, outre les problèmes qui l'ont fait retirer du commerce, n'était d'ailleurs pas très efficace puisque le taux de réussite était évalué à 40 ou 50 % des cas. De tels pourcentages correspondent pratiquement à l'effet placebo, c'est-à-dire à l'effet d'un médicament sans aucune propriété thérapeutique et qui sert de référence dans de nombreuses études.

En France, lorsqu'il fut confirmé qu'il existait un risque cancérigène, la commercialisation fut arrêtée. Le vaccin proposé était incomplètement inactivé par les rayons ultraviolets. La partie de l'information génétique responsable de la fonction transformante se trouvait encore en activité après cette technique. Lors de l'administration du produit, le pouvoir cancérigène persistait car les gènes transformants étaient de trop petites cibles difficiles à atteindre par les rayons ultraviolets. De plus, lorsqu'on prend une préparation de ces virus atténués par les UV et qu'on l'injecte dans un second temps à des jeunes hamsters, ceux-ci développent des tumeurs cancéreuses. Le sort de ce vaccin était donc définitivement scellé! Que le lecteur qui en a reçu néanmoins se rassure. Le mécanisme chez l'être humain est totalement différent et il ne craint donc absolument rien du tout.

Les vaccins tués peuvent être obtenus, comme nous venons de le voir, par l'action des UV mais aussi par celle du formol ou de la chaleur. De ce fait, les agents viraux conservent cependant leur aptitude à provoquer une réaction de défense de la part de l'organisme dans lequel ils sont injectés. Les anticorps sont sécrétés grâce à la présence de protéines virales, de portions de parois ou de capsides hautement antigéniques et qui favorisent et déclenchent la réponse immunitaire. Ces solutions ne risquent en aucun cas d'entraîner des maladies dans l'organisme que l'on veut immuniser. Ce type de vaccin s'administre seulement par piqûre et a l'avantage de pouvoir être prescrit chez la femme enceinte ou chez des malades immunodéprimés et fragilisés par un traitement préparant à une greffe d'organe ou anticancéreux. En revanche, des progrès restent encore à réaliser en matière de fabrication et de purification, en effet il existe des risques pour les allergiques et les atopiques.

Les vaccins atténués vivants

Leur principale qualité est d'obtenir chez les sujets qui les ont reçus une véritable infection, d'où la dénomination de « vaccins vivants ». On utilise pour leur confection la souche virale la moins dangereuse possible et possédant un moins grand pouvoir infectant qui provoque chez l'homme une affection bénigne, le plus souvent même inapparente. C'est le cas de la vaccination antivariolique qui entraîne une petite atteinte localisée ou « vaccine », de la vaccination antipoliomyélitique [1] qui est suivie d'une légère polio très limitée à l'intestin, sans aucun risque de dissémination au tissu nerveux.

Ce type de particules virales atténuées est le résultat de souches mutantes dont l'information génétique héréditaire s'est transformée au fil des manipulations par des techniques de laboratoire. Le virus perd ainsi son pouvoir infectant pour l'homme au fur et à mesure qu'il s'adapte aux différents milieux de culture sur lesquels on l'ensemence.

Les avantages de ces vaccins sont très nombreux :

– l'introduction se fait par voie naturelle, sans piqûre, par la bouche le plus souvent;

– la quantité de vaccin est réduite au minimum, contrairement au vaccin tué;

– le coût est très faible;

– la réponse immunitaire obtenue est de très bonne qualité d'autant plus que c'est le virus vivant atténué lui-même qui se multiplie dans l'organisme.

---

1. Le virus de la polio se transmet par l'intermédiaire du tube digestif.

Ce type de produits sollicite de façon intense et globale l'immunité cellulaire dirigée contre l'ensemble des affections et dont on connaît l'importance dans la défense contre les maladies virales. A tel point que dans certains cas on emploie ceux-ci dans un but non spécifique, comme celui de la polio dans le traitement de l'herpès ou le BCG dans le cancer...

En revanche, ils sont très fragiles et comme tous les virus vivants ils peuvent être détruits spontanément au contact de la lumière ou de la température ordinaire tandis que le vaccin inactivé tué agit par l'intermédiaire de ses structures non vivantes (extraits de paroi, protéines, etc.). Cette fragilité explique les échecs de campagne de prévention entreprise par ces techniques dans des pays chauds et pauvres ne possédant pas de chaîne de froid correcte.

Les vaccins vivants atténués ne sont pas prescrits à la femme enceinte, étant donné le risque d'atteinte du tissu fœtal qui se trouve être en pleines divisions et sans défenses immunitaires, c'est-à-dire un excellent terrain de culture pour les virus. Enfin, de façon plus grave encore, ce type de méthode engendre des dégâts sévères chez un sujet dont l'état immunologique est déficient à cause de médicaments ou d'une maladie (déficit de l'immunité cellulaire et humorale, congénital ou acquis par tumeur ou affection du sang). Il existe même un risque de contamination de ces individus par leur entourage lorsque ce dernier a absorbé ce type de vaccin par voie orale. En effet, après élimination dans les selles, la transmission peut avoir lieu. Enfin, l'éventualité d'une transformation de la particule virale (mutation) avec retour aux capacités initiales infectantes est seulement théorique.

Le virus actuellement en préparation pour le futur

vaccin antiherpétique n'est pas employé dans sa totalité et il ne s'agira pas d'une forme atténuée mais d'une forme tuée. Par ailleurs, l'ADN viral, qui est fortement suspect de cancérisation au moyen des informations transformantes qu'il véhicule, ne sera pas non plus utilisé. Ce sont essentiellement des structures polypeptidiques contenues par le virus et retrouvées à l'intérieur de la cellule-hôte, sécrétées en présence du virus, qui constituent la base de la préparation. En outre, ces molécules sont évidemment les plus antigéniques possibles et les plus stimulantes de l'immunité cellulaire.

Les souches utilisées sont de type I car :

– elles se cultivent plus facilement que celles de type II;

– chez la souris, il a été démontré que la protection contre l'infection génitale par le virus de type II est aussi bonne, sinon meilleure, après immunisation avec le vaccin du type I qu'avec celui du type II;

– enfin, il n'existe aucun exemple épidémiologique permettant d'établir un lien entre le virus herpétique de type I et le cancer chez l'être humain. Rappelons ici le travail du professeur Nahmias (chapitre « Herpès et cancer ») montrant que, plus on possède d'anticorps dirigés contre le type I, moins on semble prédisposé au cancer du col de l'utérus.

Le vaccin antiherpétique, que nous verrons bientôt apparaître, est fabriqué non pas à partir du virus lui-même ni de son ADN, mais de polypeptides [1]. Ces molécules provenant de la cellule infectée par le virus n'ont pour seul rapport avec celui-ci qu'une carte d'identité antigénique contenant en quelque sorte les

1. Polypeptides : séquences d'acides aminés répétées plusieurs fois.

mêmes empreintes digitales. Cela permettra d'obtenir une immunité cellulaire efficace de la personne vaccinée, immunité spécifique du virus de l'herpès de type I valable pour le type II.

Pour ses premières indications, cette vaccination sera réservée aux hommes et aux femmes atteints d'herpès génital ainsi qu'à leurs conjoints, même s'ils ne l'ont pas encore contracté. Progressivement le réservoir humain du virus herpétique diminuera dans des délais allant de cinq à dix ans. On peut espérer ainsi réduire le nombre des cancers du col de l'utérus et de primo-infections néo-natales. En attendant le vaccin, il faut faire tout notre possible pour améliorer le terrain des herpétiques et trouver des substances spécifiquement antivirales.

Au moment où se terminait la rédaction de ce livre, la presse française s'est faite l'écho, de façon probablement prématurée, de la mise en expérimentation par une équipe de l'université de Chicago (professeur Roizman) d'un vaccin « révolutionnaire ». Ces chercheurs auraient réussi à créer par manipulation génétique un virus transformé par mutation, débarrassé de son pouvoir pathogène infectant et donc de son ADN viral informatif, mais qui conserverait pourtant sa capacité d'induire une immunité valable chez l'homme. Les informations que nous possédons actuellement ne permettent pas de savoir précisément si ce vaccin agit sur les deux immunités, humorale et cellulaire. Ceci est important car nous savons qu'une simple montée d'anticorps ne servirait à rien si elle n'était pas accompagnée d'une stimulation des macrophages et des lymphocytes T. Pour l'instant les études n'ont été pratiquées que chez la souris et chez le singe. La phase d'expérimentation chez l'homme débuterait bientôt avec la collaboration d'un laboratoire français prenant en charge l'organisation financière.

Étant donné la multiplicité et la rapidité des découvertes médicales, en particulier dans le domaine de l'immunothérapie, des changements seront sûrement intervenus quand vous lirez ces lignes. Nous espérons néanmoins que grâce aux explications que nous vous avons fournies tant en virologie qu'en immunologie, vous serez aptes à vous faire votre opinion sur ces nouvelles données.

16.

LES TRAITEMENTS

Peut-on vraiment dire de l'herpès que c'est une maladie incurable? Non, c'est impossible et ceci pour plusieurs raisons.

Nous avons dorénavant à notre disposition des substances chimiques qui agissent directement sur la cellule infectée par le virus et qui empêchent la multiplication de celui-ci. Actuellement on réserve ces médicaments le plus souvent aux cas graves, essentiellement au cours de primo-infection avec encéphalite, atteinte oculaire ou envahissement de toute la région génitale ainsi qu'aux malades qui suivent des traitements déprimant leur immunité cellulaire.

Il existe, comme nous l'avons vu précédemment, un terrain facilitant l'installation de l'infection et sur lequel il est possible de jouer par différents moyens.

Pour les récidives bénignes mais gênantes, nous disposons tout de même de traitements spécifiques des crises qui donnent des résultats honorables.

Enfin les récurrences s'accompagnent, elles-mêmes, d'une stimulation de l'ensemble du système immunitaire qui, au fur et à mesure, pourrait agir comme une autovaccination. Cela explique que l'on puisse voir progressivement s'espacer les poussées d'herpès récurrent allant vers une certaine stabilisation, voire même une très longue période de guérison.

Cependant le virus a toujours la capacité de rester caché dans les ganglions de la colonne vertébrale, en plein état de sommeil mais prêt à resurgir à la suite d'une contrariété ou d'un surmenage physique.

Nous envisagerons le traitement de l'herpès sous trois aspects :
– préventif;
– symptomatique;
– thérapeutique.

La prévention

Comme nous l'avons souligné dans les chapitres précédents, ce problème est particulièrement délicat puisque les virus demeurent au niveau des muqueuses longtemps après la crise. On ne sait pas très bien s'ils sont infectieux à ce moment-là. Au niveau de la peau, le nombre de particules décroît très rapidement d'heure en heure, si bien qu'après deux jours d'évolution, la lésion semble assez peu contagieuse. En revanche, sur les muqueuses, l'élimination aurait lieu entre un et trente-cinq jours après la poussée, avec une moyenne de onze jours. De plus, il existerait des porteurs « sains » et, par exemple, certains hommes souffriraient d'infections herpétiques de l'urètre non douloureuses mais néanmoins transmissibles [1]! Cela montre bien que nous n'avons pas la certitude qu'il existe des périodes exemptes de virus entre les poussées, dans la région

1. Docteur Chang, *Journal of American Medical Association*, 1977, n° 238.

génitale en particulier. Pour protéger cette zone, il n'existe qu'un seul rempart local contre la transmission du virus : d'une part, le préservatif masculin, mais cette méthode comporte de nombreuses limites que nous avons déjà soulignées, d'autre part, les gelées spermicides qui, en plus de leurs propriétés anticonceptionnelles, sont d'excellents agents anti-infectieux et antiviraux. Rappelons par ailleurs que les rapports sexuels sont à l'origine de multiples microtraumatismes entraînant une abrasion des muqueuses qui deviennent particulièrement réceptives aux virus.

Nous vous conseillons certaines mesures classiques de prophylaxie :

– Lors des crises avec lésions actives très vésiculeuses, l'abstinence la plus stricte, évitant même d'embrasser quiconque si le visage est touché et de renforcer ces précautions pour les contacts avec nouveau-nés ou enfants.

– Après une crise, même si elle semble guérie, le virus pouvant persister à l'endroit de la précédente poussée, l'utilisation d'un préservatif chez l'homme et d'une mousse ou une gelée contraceptive chez la femme.

Bien sûr, la prévention idéale repose sur l'existence d'un vaccin efficace et nous en avons déjà longuement parlé.

Le traitement symptomatique

Il faut d'abord, sans hésiter, traiter les phénomènes douloureux accompagnateurs et cela le plus souvent grâce à l'aspirine. En effet, ce vieux produit, en plus de ses propriétés actives sur la douleur, possède un remarquable effet contre les prostaglandines. Ces dernières, en favorisant la multiplication des virus et des réactions inflammatoires qui l'accompagnent, amplifient les symptômes. Des molécules comme l'Indométacine ou l'Ibuprofène ou d'autres anti-inflammatoires agissent de la même façon.

Humidité et chaleur doivent être combattues et mieux vaut éviter de porter des vêtements trop chauds et de vivre dans une atmosphère trop humide. La Polyvidone iodée et l'alcool iodé semblent, en applications locales, diminuer considérablement le temps de cicatrisation en séchant les lésions au maximum.

Pour empêcher impérativement la survenue d'une infection secondaire, on utilise des antiseptiques asséchants comme ceux dénommés plus haut et on bannit toutes les pommades et les crèmes, même celles qui contiennent des antibiotiques, car elles peuvent entraîner la création d'un eczéma secondaire dont le seul traitement efficace est la Rifamycine en injections intramusculaires deux fois par jour pendant trois à cinq jours.

Il est inutile de crever les vésicules dès leur apparition. Cette technique ne nous semble pas apporter de quelconque résultat sur la crise d'herpès.

La thérapeutique spécifique de la maladie herpétique

L'exploration du terrain, en particulier en ce qui concerne les carences en fer sérique, en calcium, en magnésium, ou la recherche d'un terrain allergique, d'une faiblesse minime de la glande surrénale, d'un déficit immunitaire permettent la mise en route éventuelle de traitements relativement efficaces et trop souvent ignorés.

Avant d'envisager leur étude, soulignons les résultats d'un travail original réalisé en 1980 à l'université de l'Utah, à Salt Lake City. En laboratoire, le virus de l'herpès peut être inactivé et très rapidement détruit par l'éther. Ceci a donc poussé certains médecins à essayer de guérir ou d'écourter les poussées au moyen d'applications quotidiennes et répétées d'éther. Des malades volontaires ont été séparés en deux groupes : le premier appliquant de l'éther et le second « une substance inerte, dépourvue de tout pouvoir thérapeutique mais ayant l'apparence de l'éther », c'est-à-dire un placebo. Dans l'étude américaine, 51 malades atteints d'une crise d'herpès labial ont été traités, dans les vingt-quatre heures, par application de l'un ou l'autre produit. Aucune différence n'a été relevée entre les deux groupes quant à l'évolution des lésions, le temps de cicatrisation, la durée ou l'importance de l'excrétion des virus. L'éther n'a pas non plus réduit la pullulation des virus au niveau des lésions, même lors de prélèvements réalisés immédiatement après son application. Le même nombre de malades traités, c'est-à-dire environ les trois quarts, par le placebo ou l'éther a constaté une importante diminution de la gravité et de la durée des lésions. C'est pourquoi toutes les recettes et autres traitements miracles proposés pour cette maladie doivent être accueillis avec d'infinies précautions. On connaît l'importance de l'effet placebo dans un nombre non négligeable de cas.

Nous décrirons, en premier lieu, les méthodes thérapeutiques indirectes qui agissent par immunostimulation, en aidant l'organisme à mieux se défendre contre le virus; en second lieu, celles qui attaquent directement le virus à l'intérieur des cellules parasitées.

Les immunostimulants

Ces produits sont nombreux, souvent assez efficaces, mais parfois ils peuvent aussi se révéler un peu toxiques et seul un médecin pourra vous les conseiller et assurer la surveillance de leur utilisation.

Les vaccinations réalisées pour des raisons systématiques représentèrent les premières techniques d'immunostimulation que l'on observa grâce à la guérison concomitante de la maladie ou au moins avec l'espacement des poussées :

– *La vaccination antivariolique,* à raison de quatre ou cinq doses répétées à quinze jours d'intervalle. Les résultats étaient d'autant meilleurs que les réactions vaccinales étaient d'autant plus fortes. Actuellement on l'utilise de moins en moins souvent depuis la décision légale de ne plus rendre obligatoire cette vaccination puisque, selon l'Organisation mondiale de la santé, la variole aurait disparu de notre planète. Espérons que cet optimisme ne sera pas remis douloureusement en question à la suite d'une épidémie qui pourrait démarrer à partir des réservoirs de virus varioliques que représentent les singes.

– *Le BCG.* Son activité de stimulation de l'immunité cellulaire est maintenant bien connue et admise à tel point qu'il est depuis assez longtemps employé pour lutter contre le cancer et ceci par des équipes aussi bien françaises qu'étrangères. Il semble être particulièrement plus efficace sur les herpès génitaux et sur les individus dont les réactions cutanées à la tuberculine sont positives et les réponses vaccinales secondaires plus intenses. Une vaccination intradermique est réalisée six fois de suite à un mois d'intervalle. D'après notre expérience, il semblerait nécessaire de refaire des injections de rappel trois ou quatre ans après.

– *La vaccination antipoliomyélitique.* Elle semble avoir été remise au goût du jour après une étude israélienne [1] confirmée par un travail effectué en 1979 dans le service de dermatologie de l'hôpital militaire français Bégin. De ces deux études, il ressort environ 70 à 76 % de bons et excellents résultats avec un recul de douze mois. Le protocole est assez simple et consiste à prendre en une seule fois, trois fois de suite, à un mois d'intervalle, quatre ou cinq doses de vaccin antipoliomyélitique buvable (vaccin Sabin) soit au total douze à quinze doses. S'agissant d'un vaccin vivant cette méthode possède des contre-indications précises.

– *Le D L tétramisole.* C'est une molécule soufrée (le soufre n'a-t-il pas toujours été considéré comme un anti-infectieux ?) très utilisée en médecine vétérinaire dans le traitement de parasitoses digestives spécifiques du bétail. Administré à une certaine dose et selon un protocole bien défini actuellement, la preuve est faite qu'il stimule de façon extrêmement satisfaisante les macrophages et l'immunité cellulaire [2]. Les résultats dans le traitement de l'herpès sont très bons et scientifiquement prouvés. Mais ce produit, sous sa première forme, s'est révélé assez toxique et ceci d'autant plus qu'il a été prescrit un peu à tout va, dans des maladies aussi différentes que les bronchites chroniques ou la polyarthrite rhumatoïde ! La nouvelle formule, secondairement mise au point, est beaucoup moins toxique mais nécessite une surveillance médicale et en particulier celle de la numération sanguine. Les doses sont

1. 1974. Professeur Tager, Jérusalem.
2. Professeurs G. et M. Renoux.

établies en fonction du poids corporel. C'est à l'heure actuelle un des meilleurs immunostimulants mis à notre disposition.

– *Le Corynebacterium parvum :* Il s'agit d'une des bactéries contenues dans le purin. Rappelons qu'au Moyen Age on n'hésitait pas à jeter dans la fosse à purin les cas désespérés en observant d'ailleurs un taux de guérisons non négligeable! Utilisé en injections sous-cutanées hebdomadaires, dilué ou mélangé à d'autres substances, le Corynebacterium constitue un excellent traitement d'appoint.

– *L'Isoprinosine et les glycoprotéines extraites de Klebsiella pneumoniae :* Pour notre part, il nous semble encore prématuré de donner un avis autorisé sur des substances certes séduisantes en toute logique, mais peut-être décevantes en pratique médicale courante.

– *La déhydro-émétine,* en injections sous-cutanées ou intramusculaires : Elle fournit nombre d'améliorations pour le zona et qui ont été scientifiquement vérifiées. C'est pourquoi on peut tenter son utilisation dans les premiers jours de la poussée herpétique ou encore l'administrer de façon systématique tous les mois. C'est, en quelque sorte, donner une seconde jeunesse à cet ancien traitement des infections par les amibes.

– *L'interféron :* Dans le chapitre décrivant les défenses contre l'infection herpétique nous avons rapporté longuement les différents types d'interféron et leurs mécanismes d'action sur les cellules infectées par les virus. Actuellement ce traitement est trop coûteux pour être proposé dans les poussées d'herpès banal et ses effets secondaires ne sont pas assez bien mesurés. De plus il n'agit qu'au moment des poussées et ne peut atteindre le virus à l'intérieur des ganglions où il se trouve caché. Le vaccin antigrippal est un excellent producteur d'interféron, de valeur au moment des tout premiers signes de poussée. Une injection tous les deux ou trois jours serait nécessaire et complique donc ce traitement.

Les traitements spécifiques du virus de l'herpès

Ces traitements posent de nombreux problèmes difficiles à résoudre mais qui pourront éventuellement cesser de l'être un jour. Les médicaments antiviraux ont pour cible non seulement les virus, mais aussi nos cellules elles-mêmes. Aucune substance antivirale ne peut atteindre les particules virales sans léser les constituants cellulaires de l'hôte. La cellule infectée par le virus est le siège d'une subversion métabolique sur laquelle la chimiothérapie antivirale doit intervenir. L'opération est donc fort délicate. Heureusement la nature fait parfois bien les choses et les synthèses des pièces virales exigent des enzymes d'information que l'on ne retrouve pas dans les cellules normales et qui ne leur sont d'aucune utilité.

– *L'Idoxuridine,* l'ancêtre des antiviraux modernes, reste assez employée à l'heure actuelle. Son mode d'action s'explique facilement car elle ressemble à s'y méprendre à la thymidine qui est une des molécules constitutives de l'ADN. Le virus fait alors la confusion et incorpore l'Idoxuridine à la place de la thymidine dans son information génétique. Cette erreur de codage provoque la mort de l'attaquant mais aussi celle de toutes les cellules jusqu'aux cellules normales voisines. C'est pourquoi l'Idoxuridine n'est employée que localement, en collyre pour les yeux ou en solution pour les lésions de la peau et des muqueuses, pendant seulement les deux ou trois premiers jours de la poussée herpétique, sinon il existe un risque de difficulté de cicatrisation. Pour faire pénétrer l'Idoxuridine à travers la peau, on doit l'incorporer à un véhicule pénétrant appelé le « DMSO [1] ». A ce propos, on a remis à l'honneur un sucre appelé le « 2 désoxy-D-glucose » pour lequel on sait qu'il se glisse dans les protéines de structure de l'enveloppe virale, et que celle-ci étant de mauvaise qualité, cette intrusion provoque la mort du virus. Cela explique les excellents résultats obtenus en appliquant la formule suivante dès l'apparition des signes avant-coureurs de la poussée et seulement pendant les trois premiers jours :

2 désoxy-D-glucose	0,15 g
Eau distillée	2 ml
Idoxuridine	0,25 g
DMSO	5 ml

Cette solution sera appliquée à raison de quelques gouttes cinq à six fois par jour.

– *L'adénine arabinoside ou Vidarabine* possède un mode d'action original qui, en plus de l'incorporation dans l'ADN des virus, inhibe une enzyme virale nécessaire à l'assemblage des différents constituants des particules virales. Cette enzyme s'appelle l'ADN polymérase. La Vidarabine agit donc préférentiellement sur l'ADN viral.

Son administration n'est réalisée qu'en perfusions intraveineuses pendant dix jours et est réservée au traitement des encéphalites herpétiques ou des herpès des sujets traités par immunodépresseurs. Elle agit aussi sur le zona, mais paradoxalement moins bien sur la

1. DMSO : diméthyl-sufoxyde.

varicelle et reste sans effet sur le cytomégalovirus et le virus d'Epstein-Barr.

La Vidarabine existe en pommade ophtalmique qui fournit d'assez bons résultats sur les kératites herpétiques. Elle n'a pas l'action anticicatrisante de l'Idoxuridine.

– *L'acycloguanosine ou Acyclovir ou Zovirax* ®, dernier-né des médicaments de l'herpès, est de loin le plus actif et le plus intéressant. Ce produit ouvre de très grands espoirs pour le traitement de l'herpès en pratique médicale courante. Il inhibe tout à fait sélectivement les virus herpès simplex I et II, le virus zona-varicelle, le virus Epstein-Barr, en restant totalement inactif sur le cytomégalovirus.

L'effet inhibiteur sur l'ADN viral n'apparaît qu'après activation par une enzyme n'existant que chez le virus dans les cellules infectées : la thymidine kinase. Le dérivé de l'acycloguanosine ainsi obtenu à l'intérieur des cellules parasitées perturbe la synthèse de l'ADN du virus par l'intermédiaire du blocage d'une enzyme virale nécessaire à la construction de l'ADN viral : l'ADN polymérase que nous avons déjà vue avec la Vidarabine.

Par ces deux mécanismes successifs, l'acycloguanosine entrave la multiplication d'herpès virus simplex I et II, sans toucher aux cellules normales.

L'Acyclovir peut être administré par voie intraveineuse ou en pommade ophtalmique à 3 %, en pommade dermique à 5 %, enfin en comprimés, dosés à 100 mg. A la dose de deux comprimés par jour, on a noté de nombreux succès dans les herpès génitaux.

Actuellement l'Acyclovir est commercialisé aux États-Unis dans trois indications bien précises :

– la primo-infection herpétique;

– l'herpès cutanéo-muqueux chez des malades en dépression immunitaire;

– en perfusions dans les atteintes graves telles qu'infections néo-natales, encéphalites herpétiques.

Il semblerait ne donner que peu de bénéfices thérapeutiques sur les formes récidivantes localisées, mais on ne dispose pas encore assez de recul pour en juger. Aucune action sur les virus en phase de latence au sein des ganglions n'a été relevée.

Enfin, l'apparition de virus devenus résistants à l'Acyclovir par mutations survient plutôt chez les immunodéprimés. Cette découverte récente d'un caractère de résistance tempère sérieusement l'enthousiasme soulevé lors de la mise au point de ce produit. On ne connaît pas encore le potentiel infectant de ces mutants ni celui du risque de cancérisation chez les sujets normaux indemnes d'herpès.

L'Acyclovir, s'il sauve des vies humaines, doit cependant être utilisé rationnellement, dans des indications bien précises.

Enfin, pour être complet, il nous faut citer nos confrères qui utilisent des médecines dites « parallèles ». Le mouron rouge (Anagellis arvensis) aurait une activité antiherpétique qui a été étudiée soigneusement par une équipe de la faculté de pharmacie et le laboratoire de virologie de Rennes. Cette plante contient des saponosides, des flavonoïdes et des alcaloïdes. Les saponosides seraient responsables de l'action antivirale.

Les homéopathes emploient Rhus tox, Mezereum ranunculus bulbosus et, en raison du « terrain psorique », Sulfur, Psorinum hepar sulfur. Certains, très unicistes, ne prescrivent que Croton tiglium ou Cantharis.

Les aromathérapeutes utilisent les huiles essentielles

de citron, de thym et bien sûr de sarriette, le tout dans l'alcoolat de tanin à 20 %. Cette préparation a, au moins, le mérite d'être antiseptique et asséchante :

He citron	4 g
He thym	5 g
He sarriette	6 g
Alcoolat de tanin à 20 %	QSP 100 ml

Enfin citons la « potion antiherpétique » du docteur Valnet :

Extrait de feuille de saponaire	1,50 g
Extrait de bourrache	5 g
Extrait de patience	3 g
Glycérine	40 g
Eau	QSP 200 cm^3

à la dose d'une cuillerée à dessert avant les deux repas. Le succès actuel de toutes ces méthodes dites « douces » provient probablement du fait que les médecins qui les utilisent, quelles que soient leurs motivations, ont un sens aiguisé de la notion de terrain, notion trop souvent délaissée par nos universitaires du moment. Or nous avons vu que lors de la maladie herpétique le terrain était fondamental tant au niveau physique que psychique.

CONCLUSION

Ce petit livre ne se prétend pas exhaustif, il se veut avant tout un « Précis d'espoir ». Les herpétiques ne doivent se sentir ni honteux ni abandonnés.

De nombreux traitements sont déjà là pour leur venir en aide et s'adaptent, comme nous l'avons vu, aux différentes formes que peut revêtir la maladie.

On peut espérer qu'un jour prochain une substance antivirale, dénuée de tout effet secondaire, sera découverte dans l'un des laboratoires qui travaillent de par le monde sur ce fléau.

Un vaccin peut aussi être mis au point. Soulignons enfin que même les herpès graves sont maîtrisés. Quant à ses nombreuses formes récurrentes, on devrait les contrôler par l'étude du terrain. On a aujourd'hui les moyens d'agir sur lui et de le modifier.

Mais dans la guérison de cette maladie virale le facteur positif essentiel c'est la volonté de guérir par une maîtrise psychique du sujet sur lui-même.

Ne sombrez pas dans la panique qui paralyse vos défenses : en comprenant ce qui se passe dans votre organisme, vous l'aiderez à lutter contre l'envahisseur et la victoire sera votre récompense.

CONCLUSION

TABLE DES MATIÈRES

COLLECTION « RÉPONSES/SANTÉ »

1976	Dr Ange Mattei	*L'hémo-test.*
	Dr Lucienne Lanson	*Une femme parle aux femmes.*
1977	Drs Dominique et Philippe Baudon	*L'alimentation pendant la grossesse.*
	Dr Antonin Claris	*Espaces nouveaux de la médecine.*
	Pierre Bourget et Dr Cl. B. Blouin	*Les greffes, second souffle de la vie.*
	Alfred Tomatis	*L'oreille et la vie.*
1978	Dr Ronald Glasser	*C'est le corps qui triomphe.*
1979	Pr Albert Netter	*Connaissance de la femme.*
1980	Dr Bernard Seguy	*La stérilité vaincue.*
	Dr Henri Rozenbaum	*La cinquantaine épanouie.*
1981	Denis Jaffe	*La guérison est en soi.*
	Dr Henri Rubinstein	*Êtes-vous spasmophile ?*
1982	Lawrence Le Shan	*Vous pouvez lutter pour votre vie.*
	Dr Roland Sananès	*Homéopathie et langage du corps.*
1983	Cl. Amiel-Tison et A. Grenier	*Est-ce ainsi que les enfants naissent ?*
	Dr Claude Broussouloux	*De l'acharnement thérapeutique à l'euthanasie.*
	Lionelle & Marielle Issartel	*L'ostéopathie exactement.*

COLLECTION « RÉPONSES/SANTÉ »

ACHEVÉ D'IMPRIMER
LE 20 SEPTEMBRE 1983
SUR LES PRESSES DE
L'IMPRIMERIE HÉRISSEY
A ÉVREUX (EURE)
POUR LES ÉDITIONS
ROBERT LAFFONT

N° d'imprimeur : 32916
N° d'éditeur : K 339
Dépôt légal : Octobre 1983
Imprimé en France